Alternativ Heilen

Herausgegeben von Gerhard Riemann

Deutsche Erstausgabe Februar 1993
© 1993 für die deutschsprachige Ausgabe
Dromersche Verlagsanstalt Th. Knaur Nachf., München

Titel der Originalausgabe »How to use Homoeopathy«
© 1991 Christopher Hammond
Originalverlag Element Books Limited
Umschlagillustration Susannah zu Knyphausen, München
Satz DTP ba · br
Druck und Bindung Ebner Ulm
Printed in Germany
ISBN 3-426-76013-4

2 4 5 3 1

Christopher Hammond

Krankheiten homöopathisch behandeln

Aus dem Englischen von Rita Höner

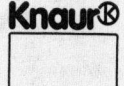

Inhalt

Vorwort 9

Danksagungen 12

TEIL I: HOMÖOPATHIE: THEORIE UND PRAXIS . . . 13

§ 1 Theorie und Wesen der Homöopathie 15

§ 2 Die Anwendung der Homöopathie in der Praxis 28

TEIL II: BESCHWERDEN UND TABELLEN 47

§ 3 Fieber 49

§ 4 Kopfschmerzen 64

§ 5 Augenbeschwerden 72

§ 6 Ohrenschmerzen 80

§ 7 Nase und Nebenhöhlen 88

§ 8 Halsschmerzen 96

§ 9 Bauchschmerzen 110

§ 10 Husten 125

§ 11 Blasenentzündung 131

§ 12 Menstruationsschmerzen 141

§ 13 Ausfluß (vaginaler Soor) 151

§ 14 Geburt 154

§ 15 Stillen 158

§ 16 Koliken bei Babys 161

§ 17 Zahnen und Zahnschmerzen 162

§ 18 Masern 164

§ 19 Mumps 167

§ 20 Windpocken 170

§ 21 Reisekrankheit 171

TEIL III: ERSTE-HILFE-MITTEL 173

§ 22 Erste-Hilfe-Situationen 175

TEIL IV: HEILMITTELBILDER

Beschreibung der am häufigsten verwendeten Heilmittel 185

Aconitum 187

Allium cepa 189

Antimonium tartaricum 191

Apis mellifica 193

Arnica 195

Arsenicum album 197

Belladonna 199

Bryonia 201

Calcium carbonicum 204

Causticum 206

Chamomilla 207

Drosera 209

Dulcamara 210

Eupatorium perfoliatum 211

Euphrasia 213

Ferrum phosphoricum 215

Gelsemium 217

Hepar sulfuris 220

Ipecacuanha 222

Kalium bichromicum 224

Kalium carbonicum 226

Lachesis 228

Lycopodium 230

Mercurius solubilis 232

Natrium muriaticum 235

Nux vomica 237

Phosphorus 239

Pulsatilla 241

Rhus toxicodendron 244

Rumex 246

Silicea 248

Spigelia 250

Spongia 251

Sulfur 253

ANHANG 255

§ 23 Gesundheitsstörungen, die eine konstitutionelle Therapie
erfordern 257

§ 24 Wichtige Anschriften 260

§ 25 Der Erwerb homöopathischer Mittel 261

§ 26 Literaturhinweise 264

§ 27 Glossar 265

Vorwort

In den Medien ist heute oft von der Krise der modernen westlichen Medizin die Rede. Kaum ein Tag vergeht, ohne daß das Thema in den Zeitungen, in Radio oder Fernsehen erscheint. Trotz der hohen Ausgaben für die Gesundheit hat unser Befinden sich nicht wesentlich gebessert; immer öfter werden medizinische Leistungen in Anspruch genommen, und das System hat sich zu einem Krankheitsverwaltungsdienst entwickelt, der mit Gesundheit sehr wenig zu tun hat.

In Anbetracht des ungesunden Lebensstils der meisten Menschen und dem Ausmaß, in dem wir unsere Körper ständig mit materiellen und immateriellen Drogen, einer unpassenden Ernährung und anderen umweltbedingten Stressoren belasten, ist es nicht erstaunlich, daß viele von uns sich häufig erschöpft oder sogar krank fühlen. Hinweise darauf, daß das herkömmliche medizinische System auf diese Situation adäquat reagiert, sind selten.

Die modernen ärztlichen Methoden stehen chronischen Krankheiten ziemlich hilflos gegenüber und beschränken sich immer mehr auf eine Behandlung, die die Beschwerden unterdrückt, aber nicht wirklich heilt. Ursache dieser Unfähigkeit zur echten Veränderung ist letztendlich die Vorherrschaft der allopathischen Medizin im Gesundheitswesen, denn sie bestimmt die offiziell geltende Einstellung zur Krankheit und Gesundheit.

Als alternativ oder komplemtär bezeichnete Therapien dagegen betonen vor allem, wie wichtig es ist, daß jeder einzelne soviel wie möglich zur Aufrechterhaltung seiner Gesundheit beiträgt und hierdurch nicht vom Allgemeinarzt oder Spezialisten abhängig wird.

Anstatt darauf zu warten, daß die Menschen krank werden und teure medizinische Techniken zum Krankheitsmanagement eingesetzt werden, sollte die Gesundheit gefördert und unterstützt werden. Kurz: *Präventivmedizin* heißt das Gebot der Stunde!

Wir erleben heute zwar einen noch nie dagewesenen technologischen Fortschritt, aber auch eine noch nie dagewesene Schädigung von Atmosphäre,

Wasser und Erde. Die Übertretung der Naturgesetze durch den Menschen führt zur Verseuchung der Umwelt und dadurch zu einer erhöhten Belastung des einzelnen. Die Menschheit hat nach und nach jene innere Bewußtheit verloren, die eine korrekte Erkenntnis und Beachtung der Naturgesetze ermöglichen würde. Da wir zunehmend von den Naturgesetzen abweichen, ergibt sich ein Teufelskreis, dessen Durchbrechung viel Einsicht und Energie erfordert.

Jeder reagiert auf äußere Stressoren anders. Einige Menschen scheinen von äußeren oder inneren Störungen verhältnismäßig wenig berührt zu werden. Sie befinden sich in einem Zustand relativen Gleichgewichts, der mit minimaler Anstrengung aufrechterhalten werden kann. Die meisten Menschen dagegen leben in einem Zustand des Ungleichgewichts, dessen Skala von leicht bis sehr schwer reicht. Es sind die Menschen, die sich im weitesten Sinn des Wortes »nicht wohl fühlen«. Die Störung zeigt sich bei ihnen sehr individuell und immer anders, aber sie kann trotzdem als Ungleichgewicht in der Fähigkeit des Organismus betrachtet werden, mit äußeren Einflüssen fertig zu werden.

Hier ist die Homöopathie eine sehr nützliche Brücke. Viele Homöopathen besitzen eine schulmedizische Ausbildung in »Krankheitsmanagement«. Homöopathisch arbeitende Therapeuten können der Öffentlichkeit die Bedeutung eines gesunden Lebensstils nahebringen, die Wichtigkeit unserer Fähigkeit zur Selbstheilung erklären und die Erkenntnis verbreiten, daß Gesundheitsfürsorge mehr mit Gesundheitsförderung als mit der Linderung von Krankheitssymptomen zu tun hat.

Die moderne medizinische Ausbildung ist eine schlechte Basis für die Gesundheitsförderung und die vielen Probleme, bei denen Geist, Körper und Umwelt so offensichtlich interagieren. Die Förderung der homöopathischen Philosophie ist angesichts der Zunahme von Krankheiten, die durch ärztliche Einwirkung erst ausgelöst werden, äußerst wichtig.

Die erste Auflage der englischsprachigen Ausgabe dieses Buches wurde vom Publikum und von den homöopathischen Berufsverbänden in Großbritannien und im Ausland sehr gut aufgenommen. Die zweite Auflage enthält zusätzlich neue Kapitel und ist übersichtlicher gestaltet. Dr. Hammond erörtert klar und gekonnt die Vorteile und die Philosophie der homöopathischen Behandlung. *Krankheiten homöopathisch behandeln* ist ein praktisches und leicht zu konsultierendes Handbuch für die Therapie akuter Erkrankungen und ein gangbares Modell zur Gesundheitsvorsorge der Zukunft.

> LORD COLWYN
> Vorsitzender der britischen
> *Natural Medicine Society*
> (Gesellschaft für Naturmedizin)
> Januar 1991

Danksagungen

Sehr viele Menschen haben zu diesem Buch beigetragen. Ich möchte zunächst meiner Familie danken, die mich unterstützt und ermutigt hat, dieses Buch zu schreiben, und die mir gelegentlich – wenn ich ihre Krankheiten behandelte – die Möglichkeit gab, seine Systematik zu testen. Vor allem danke ich meiner Frau, Dr. Jennifer Thomas, die die erste Auflage im Eigenverlag veröffentlichte, und Michael Mann von Element Books Ltd. für seine Bereitschaft, den Vertrieb der ersten, »hausgemachten« Auflage zu übernehmen und die hier vorliegende zweite Auflage herauszubringen.

Robert Davidson danke ich für seine ausgezeichnete Unterweisung in der Homöopathie und seine inspirierende Vision von der Zukunft, Barbara Harwood für ihre Energie und ihre Begeisterung und Sheilagh Creasy für ihre Erfahrung und Hilfe beim Durchlesen der Tabellen und Heilmittelbilder vor der ersten Auflage. Von Stephen Cummings und Dana Ullman habe ich viele Anregungen erhalten, die vor allem in die Abschnitte, »Wann Sie Hilfe suchen sollten« eingegangen sind. Mein Dank gilt auch den vielen Ärzten und Heilpraktikern, die das Buch Patienten und Schülern empfohlen, seine Verbreitung gefördert und die Aufnahme zusätzlichen Materials in die zweite Auflage – insbesondere über Frauenbeschwerden – ermutigt haben. David Howell war in dieser Hinsicht besonders hilfreich.

Auch die großen Meister der Vergangenheit müssen erwähnt werden, vor allem Dr. Boericke; sein System zur Analyse eines Falls regte die Gestaltung der Tabellen an, die das Buch leicht benutzbar machen sollen. Daneben stehen natürlich die klassischen Homöopathen bis zu Hahnemann, der die Grundsätze der Homöopathie formulierte, und noch früher Paracelsus, Aristoteles, Charaka, und viele andere große Ärzte, für die der Grundsatz »Ähnliches heilt Ähnliches« eine vertraute Behandlungsgrundlage war.

Schließlich danke ich allen Patienten, die mir erlaubten, ihnen zu helfen, und die mich dadurch so viel lehrten.

TEIL I

HOMÖOPATHIE:
THEORIE UND PRAXIS

§ 1 Theorie und Wesen der Homöopathie

Was ist Homöopathie?

Homöopathie ist ein vollständiges medizinisches System, das durch die Stärkung der körpereigenen Heilungsenergie die Gesundheit insgesamt fördert bzw. wiederherstellt. Sie wirkt völlig anders als die herkömmliche Medizin, die von den Homöopathen als Allopathie bezeichnet wird. Allopathie bedeutet soviel wie »entgegengesetzt zum Leiden«; die verabreichten Medikamente arbeiten gegen die Krankheit und ihre Symptome. Deshalb haben viele Medikamente die Vorsilbe »anti« (= griechisch: gegen): Antibiotika, Antidepressiva, Antihistaminika, Antitussiva etc. Homöopathie bedeutet »dem Leiden ähnlich«. Die zur Heilung kranker Menschen benutzten Mittel bringen bei Gesunden Symptome und Krankheiten hervor, die denen des Patienten ähnlich sind. Was das bedeutet, wird im weiteren Verlauf dieses Kapitels klarer, wenn die homöopathische Sicht von der Welt und ihren Krankheiten Ihnen vertrauter wird.

Wie wirkt nun die Homöopathie? Bevor ich diese Frage beantworte, müssen wir uns ein wenig mit der Funktion der Krankheit in unserem Leben beschäftigen.

Hat Krankheit eine Funktion?

Bei der Erklärung einer sehr breit angelegten gedanklichen Konzeption ist es oft sinnvoll, am Anfang anzufangen. Sehen wir uns also das gesunde Kind und die Krankheiten an, die normalerweise in der Kindheit auftreten. Gesunde Kinder haben im allgemeinen sehr viel Energie – so viel, daß sie ihre armen (ungesunden) Eltern völlig erschöpfen können! Wenn diese Kinder krank werden, welche Krankheiten bekommen sie dann? Neigen sie nicht dazu, schnell krank zu werden, hohes Fieber zu entwickeln und mit einer schweren Krankheit das Bett hüten zu müssen? Und sind sie dann nicht nach ein paar Tagen oder vielleicht auch nur einem Tag wieder auf den Beinen und lassen uns erneut keine Ruhe? Trifft dieses Schema nicht auf die meisten sehr kleinen Kinder und ganz bestimmt auf die lebhaften, gesunden zu?

Was geschieht also bei einer Krankheit? Manchmal beobachten Eltern etwas, das uns einen Hinweis gibt. Wenn ein Kind sich von einem hohen Fieber erholt hat, geht es ihm zuweilen besser als vor der Krankheit, falls diese nicht unangemessen behandelt oder sonstwie gestört wurde. Oft ist die Veränderung sehr subtil. Die bereits reichliche Energie des Kindes kann noch stärker geworden sein, oder es fühlt sich einfach wohler – ein nebulöser Zustand, den wir alle kennen, aber nur schwer in Worte fassen können. Dies kann sich an einer Besserung im Verhalten des Kindes oder der Behebung eines seit längerem bestehenden Problems zeigen, etwa einem leichten Husten oder einer ständig laufenden Nase. Oft wird diese Verbesserung nicht bemerkt oder kommt durch irgendeine Störung nicht zustande. Wenn Sie ein gesundes kleines Kind haben – beobachten Sie es genau, und sehen Sie, welche Schlüsse Sie daraus ziehen können.

Was geschieht, wenn wir heranwachsen? Die Krankheiten dauern länger, sind weniger heftig, und die Genesung verläuft langsamer. Schließlich wird die Genesung unvollständig, und allmählich tauchen chronische Krankheiten auf. Chronische Krankheiten können also entweder als akute Krankheiten betrachtet werden, von denen wir uns nicht vollständig erholt haben, oder sie entstehen, weil der Betreffende, aus welchen Gründen auch immer, nicht genug »Energie« hat, eine akute Krankheit zu entwickeln und zu bewältigen! Dies kann schon bei sehr kleinen Kindern beginnen, was aber eher selten ist.

Sind chronische Krankheiten unvermeidbar?

Warum geschieht dies? Was ist schiefgegangen? Ist es natürlich, daß Menschen derart »degenerieren«? Liegt die häufig zu beobachtende chronisch schlechte Gesundheit im Alter im Wesen des Menschen, so daß sie als »normal« betrachtet werden muß?

Manchmal hören wir von sehr alten Menschen, die geistig und körperlich aussehen und handeln, als wären sie in den besten Jahren. Offenbar muß nicht jeder an chronischen Krankheiten leiden. Ist es nicht möglich, daß diese wenigen Ausnahmen eigentlich die Norm sind und wir anderen den Weg der Gesundheit irgendwo verlassen haben?

Mir erscheint es sehr viel sinnvoller, die Welt so zu sehen, daß die Dinge perfekt sein sollten. Wenn sie es nicht sind, hat etwas den natürlichen Zustand gestört und sie aus dem Gleichgewicht gebracht. Diese Sichtweise ist für die Betrachtung von Gesundheit und Krankheit in der Homöopathie sehr wichtig.

Wir haben also gesehen, daß die meisten Kinder gesund auf die Welt kommen, daß sich ihre Gesundheit aber im allgemeinen mit der Zeit langsam verschlechtert.

Das braucht nicht als normal oder unvermeidlich betrachtet zu werden.

Wann fängt Krankheit an?

Diesen Punkt müssen wir zuerst betrachten. Schauen wir uns einen akuten Krankheitsfall an, der sich mit der Zeit auf natürliche Weise löst. Wir glauben im allgemeinen, daß eine Krankheit beginnt, wenn wir ihre Symptome verspüren – etwa die Müdigkeit und die laufende Nase zu Beginn einer Erkältung. Um die Homöopathie zu verstehen, müssen wir etwas tiefer blicken und die Situation neu betrachten.

Sehen Sie sich einen überfüllten Bus zur Hauptverkehrszeit an. Genau in der Mitte steht jemand mit einer voll entwickelten Erkältung und niest, was das Zeug hält. Was geschieht? In den nächsten Tagen bekommen einige Leute aus dem Bus eine Erkältung. Sicherlich machen sie den armen Mann dafür verantwortlich, der auf seinem Nachhauseweg so gelitten hat. Aber wenn Sie die Situation genauer betrachten, sehen Sie auch etwas anderes; denn wenn einige Leute eine Erkältung bekommen haben, bedeutet das, daß andere Leute davon verschont geblieben sind. Warum hat nicht jeder sich erkältet, wenn die Bazillen, die der niesende Mann im Bus verstreute, die Ursache waren? Was haben wir übersehen, wenn wir dem Mann und seinen Bazillen für unsere Erkältung die Schuld in die Schuhe schieben?

Sobald wir darüber nachdenken, wird klar, daß der wichtige Unterschied zwischen denen, die die Erkältung bekommen haben, und denen, die sich nicht angesteckt haben, darin besteht, daß die eine Gruppe für sie empfänglich war, die andere aber nicht. Offensichtlich spielt auch die Bazillendosis, die jemand abbekommen hat, eine Rolle. Trotzdem haben einige der Menschen, die sehr nahe bei dem Mann standen, sich nicht erkältet, obwohl sie sehr viele Bazillen aufgefangen haben, während andere, die im entferntesten

Teil des Busses saßen, krank geworden sind, obwohl sie nur eine minimale
Dosis erreicht hat.

Was ist Anfälligkeit?

Um krank zu werden, muß man für eine Krankheit anfällig sein. Wenn ein
Mensch für eine Krankheit nicht anfällig ist, bekommt er sie nicht. Wann
also sind diejenigen im Bus, die sich angesteckt haben, krank geworden?
Wann hat ihre Krankheit wirklich begonnen? Wenn wir an eine Krankheit
denken, meinen wir im allgemeinen ihre Symptome, aber ich möchte Sie
bitten, Ihr Verständnis von Krankheit zu erweitern und auch die Anfälligkeit
des einzelnen zu berücksichtigen; denn wie wir gerade gesehen haben, ist
für die Entwicklung einer Krankheit ganz wesentlich, daß überhaupt eine
Anfälligkeit bzw. Affinität für sie besteht. Wir können diese Anfälligkeit
vernünftigerweise nicht aus unserem Bild von Krankheit herauslassen.

Aus dem Gesagten ergibt sich, daß die Menschen, die die Erkältung aufgefangen haben, »krank« waren, bevor sie den Bus betraten; denn wenn sie
gesund gewesen wären, hätten ihnen die Bazillen nichts anhaben können.
Wie lange sie ihre Erkältungsanfälligkeit mit sich herumgetragen und auf
die Begegnung mit den »richtigen« Bazillen gewartet haben, hängt von den
individuellen Umständen ab.

An diesem Punkt muß zwischen zwei Verwendungen des Wortes Krankheit
bzw. Gesundheit unterschieden werden. Im allgemeinen meinen wir mit
Krankheit die Symptome, unter denen wir bei ihr zu leiden haben. Aber
wenn wir die Anfälligkeit mit berücksichtigen, wäre eigentlich ein anderes
Wort notwendig, das dieser erweiterten Sichtweise Rechnung trägt. Leider
gibt es in der deutschen Sprache ein solches Wort nicht. Wenn das Wort
»Krankheit« im Bereich der Homöopathie benutzt wird, sollte es also so
verstanden werden, daß die (latente) Anfälligkeit mitgemeint ist.

Sie können die Anfälligkeit als den Boden betrachten, in den die Samen der
Krankheit gesät werden. Wenn der Boden nicht paßt, wachsen die Samen
nicht. Die Samen sind alle äußeren Einflüsse, die uns aus dem Gleichgewicht
bringen können, und zwar auf allen Ebenen unseres Wesens; auf der körperlichen Ebene kann dies ein Aufenthalt in kaltem Wind, Naßwerden bei
Regen oder auch irgendeine Verletzung sein. In jedem Fall ist der Körper

einer Belastung ausgesetzt, und je nach unserer Gesundheit bzw. Anfälligkeit werden wir mehr oder weniger beeinträchtigt. Auf emotionaler Ebene stellen Beziehungsprobleme, Schwierigkeiten mit der Familie oder die Trauer über den Tod eines geliebten Menschen Streß- bzw. Belastungsfaktoren dar. Auf der geistigen Ebene bringen geschäftliche Probleme, finanzielle Sorgen oder Prüfungen Streß. Häufig kommt es zu einer Kombination dieser drei Ebenen.

Natürliche Heilkräfte

Unsere natürlichen Heil- bzw. Lebenskräfte bewältigen viele dieser Stressoren, ohne je irgendwelche Symptome hervorzubringen. Es ist, als würde unsere Vitalität ausreichen, um eine Auswirkung dieser potentiell schädigenden Einflüsse zu verhindern. Eine Grenze ist erreicht, wenn die äußeren Stressoren auf irgendeiner Ebene so stark werden, daß die Heilkräfte zur Verteidigung, Wiederherstellung und Aufrechterhaltung der Ordnung im System Symptome hervorbringen – Anzeichen für das, was wir als Krankheit bezeichnen. Wenn unsere Vitalität gering ist, ist unsere Anfälligkeit hoch.

Der Körper besitzt eine Intelligenz, die ihn leitet, die alle Prozesse und Funktionen der Einzelteile dirigiert und sie zu einem Ganzen verbindet. Diese Intelligenz wirkt über die verschiedenen Kontrollsysteme, zum Beispiel das autonome Nervensystem, das Hormonsystem, das Immunsystem etc. Ohne diese Intelligenz würde der Körper schnell aufhören zu existieren. Dieselbe Intelligenz kontrolliert die natürliche Heilkraft des Körpers. Wäre es sinnvoll zu glauben, daß diese natürliche Intelligenz bzw. Heilkraft eine Situation hervorbringen würde, die keinen Zweck oder Grund hat und dem Betreffenden schadet, **wenn man ihn als Ganzes betrachtet?** Vielleicht schädigt sie einen Teil des Betreffenden, aber wir sollten den ganzen Menschen im Auge behalten, wenn wir verstehen wollen, was hier vor sich geht.

Welchen Sinn haben Symptome?

Die Heilkräfte versuchen ständig, die Ordnung im System aufrechtzuerhalten. Dies ist aber beim Erreichen eines bestimmten Streßlevels nicht mehr auf passive Weise möglich. Der Versuch, das Gleichgewicht aufrechtzuerhalten, produziert dann äußere Zeichen, die wir im allgemeinen unangenehm finden und als Krankheit bezeichnen. So gesehen erscheinen die Symptome bzw. Anzeichen der Krankheit in einem ganz anderen Licht. Sie sind nicht mehr die unpassenden, unerwünschten und nutzlosen Ärgernisse, für die man sie gemeinhin hält, sondern zeugen vom Versuch des Individuums, sich wieder wohl zu fühlen und Ordnung und Gleichgewicht im System wiederherzustellen. Sie sind die sichtbare Auswirkung des inneren Kampfes, gesund zu werden, zu genesen und zu heilen. Sie sind nicht Teil des Krankwerdens, das – im allgemeinen unbemerkt – schon vorher im Gange war, sondern des Heilungsprozesses.

Jetzt wird ein wenig klarer, warum es einem gesunden Kleinkind, bei dem Krankheit ihren Zweck in ihrer einfachsten und natürlichsten Form erfüllt, nach einer akuten Krankheit besser geht als vorher. Es wird auch verständlich, warum Menschen oft krank werden, wenn sie in ihrem Leben erhöhtem Streß ausgesetzt sind, etwa einer Lebenskrise wie einem Trauerfall, einer Veränderung im beruflichen Bereich oder einer Scheidung. In solchen Zeiten muß einfach mehr Heilungsenergie aktiviert werden, die natürlichen Heilkräfte müssen sich mehr anstrengen, um die Ordnung aufrechtzuerhalten. Anders gesagt: Ohne Krankheitssymptome können Gleichgewicht und Harmonie nicht länger aufrechterhalten werden.

Vielleicht ist bei Ihnen inzwischen eine weitere Frage aufgetaucht: Warum ist es überhaupt zu diesem für Krankheit »fruchtbaren Boden«, zu dieser ersten Anfälligkeit gekommen? Was hat sie entstehen lassen? Dies hängt mit der Frage zusammen, warum manche Menschen mit einer schlechten Gesundheit geboren werden, und führt zu tiefgründigen philosophischen Fragen, die ich in diesem Buch nicht erörtern möchte. Es genügt zu sagen, daß einige Menschen von Anfang an besser ausgestattet sind. Sie besitzen nur wenige Schwachstellen und verfügen über eine gesunde, starke Konstitution. Von diesen Menschen heißt es oft, sie wären bis ins hohe Alter gesund, obwohl sie rauchen, trinken und nie Sport treiben. Heutzutage sind solche Menschen selten.

Der Schlüssel zum Verständnis der Homöopathie

Wie paßt die Homöopathie in dieses Bild von Krankheit? Sobald man versteht, daß die Symptome (einer Krankheit) eigentlich eine gute Sache insofern sind, als sie ein charakteristischer, nach außen sichtbarer Hinweis auf den inwendig stattfindenden Heilungs- und Ausgleichsprozeß sind, erscheint die Verabreichung eines Medikaments, das ebendiesen Prozeß nachahmen und hervorbringen kann, als eine gute, völlig vernünftige und logische Idee.

Der Schlüssel zur Homöopathie liegt darin, daß nicht zwei Menschen absolut identisch auf eine Krankheit reagieren. Jeder von uns hat seine ganz individuelle Art, mit den Belastungen des Lebens umzugehen und seine innere Harmonie zu wahren. Sicher gibt es viele Ähnlichkeiten, und eine gewisse Kategorisierung ist durchaus möglich, aber eine eingehendere Analyse zeigt immer Unterschiede. Schließlich sind auch keine zwei Menschen hundertprozentig gleich.

Betrachten Sie zum Beispiel gewöhnliche Halsschmerzen. Nehmen wir an, wir hätten zwanzig Fälle ausgewählt, die alle vom selben Bazillus befallen wären. Normalerweise wird angenommen, daß diese zwanzig Menschen alle an derselben Krankheit leiden, und doch zeigt sich, daß die Patienten verschieden reagieren. Dem einen geht es besser, wenn er etwas Warmes trinkt, während ein anderer sich dadurch schlechter fühlt; der eine hat hohes Fieber und schwitzt, während ein anderer überhaupt kein Fieber entwickelt; dem einen ist heiß, er möchte sich aufdecken und frische Luft schnappen, während es einem anderen zwar heiß ist, er aber bis zum Kinn zugedeckt sein möchte; der eine will weiterarbeiten, während ein anderer sich nur ins Bett legen und sterben möchte und so weiter.

Diese Unterschiede zeigen die einzigartige Weise, in der jeder Mensch auf die ihn umgebenden Umstände reagiert, und den Zustand dieses Menschen als Ganzes, das heißt, wie seine Heilkräfte derzeit arbeiten.

Wenn nun einem gesunden Menschen ein Medikament verabreicht wird und dieses bei ihm eine bestimmte Reaktion auslöst, ein Bündel von Symptomen, dann sind diese Symptome die Heilreaktion, die dieses bestimmte Medikament hervorrufen kann. Wenn wir daran denken, daß Symptome Teil des Heilungs- und nicht des Krankheitsprozesses sind, rufen bestimmte Medikamente also bestimmte Heilreaktionen hervor.

Ähnliches heilt Ähnliches

Es ist also völlig vernünftig, ein Mittel zu verabreichen, das dieselben oder sehr ähnliche Heilreaktionen bzw. Symptome hervorbringen kann wie die Heilreaktion auf eine Krankheit, die im Patienten abläuft und sich an seinen individuellen Symptomen zeigt. Hier haben wir das Ähnlichkeitsgesetz, das sehr alt ist und der Formulierung der homöopathischen Grundsätze im 18. Jahrhundert vorausgeht. Paracelsus im 15. Jahrhundert kannte es, es findet sich im 4. Jahrhundert v. Chr. in den Schriften des Hippokrates und ist eines der Behandlungsprinzipien der Ayurvedischen Medizin, das vor über 5000 Jahren schriftlich festgehalten wurde. Es besagt: »Das, was eine Krankheit hervorruft, kann sie auch heilen« bzw. »Ähnliches heilt Ähnliches«. Interessant ist, daß praktische Beispiele für dieses Gesetz sich in vielen verschiedenen Bereichen finden. In der Krebstherapie ist bekannt, daß Strahlen Tumore hervorrufen können, und trotzdem werden Tumore auch mit Strahlen behandelt; viele der in der Chemotherapie gegen Tumore verwendeten Medikamente können auch Tumore auslösen. Digitoxin kann eine unregelmäßige Herzschlagfolge (Arhythmie) hervorrufen, es hilft aber auch bei der Behandlung bestimmter Arhythmien. Zahlreiche andere Beispiele ließen sich aufführen.

Viele dieser scheinbar widersprüchlichen Eigenschaften von Heilmitteln hängen mit ihrer Dosierung zusammen. Je gesünder ein Mensch ist, eine desto höhere Dosis ist erforderlich, um ihn aus dem Gleichgewicht zu werfen – was sich durch Symptome zeigt. Im Krankheitsfall wird auch ein kleiner Reiz, der auf den Heilungsprozeß des Betreffenden paßt, eine Wirkung erzielen. Eine höhere oder nicht genügend auf den Betreffenden abgestimmte Dosis kam jedoch zu einer Überstimulation führen und sogenannte Nebenwirkungen hervorrufen. Je besser das homöopathische Mittel dem Heilungsprozeß des Patienten entspricht, desto niedriger ist die benötigte Dosis, denn der Patient ist für sie besonders empfänglich. Oft kommt es nach der Verabreichung des angezeigten homöopathischen Mittels zu einer kurzen, leichten Verschlimmerung (der sogenannten *Erstverschlimmerung*) der Symptome, der ihr allmähliches Abklingen folgt. Ursache ist der Reiz, den das Mittel ausgeübt hat. Er veranlaßt die Heilkräfte zu einer Reaktion.

Die richtige Dosis des richtigen Mittels unterstützt die Heilung eines Patienten. Wenn Sie zuviel geben, kann es genau die Beschwerden hervorbringen, die es zu heilen vermag. »Durch das Ähnliche entsteht Krankheit, und durch die Anwendung des Ähnlichen wird sie geheilt«, sagte Hippokrates vor über 2000 Jahren.

Es ist bekannt, daß homöopathische Mittel sehr stark verdünnt sind und ihre Wirkung wissenschaftlich nicht leicht erklärt werden kann. Für Leser, die diese Terminologie verstehen, möchte ich sagen, daß die Mittel auf der energetischen und nicht auf der materiellen Ebene wirken. Wir nähern uns hier wieder grundlegenden philosophischen Fragen, die ich, wie bereits gesagt, hier nicht behandeln möchte. Die Zubereitungsweise der Mittel und auf welchen Wegen sie wirken, ist für das Verständnis der Homöopathie nicht wesentlich.

Viel Unausgegorenes, das über die Homöopathie verbreitet wird, geht auf ein grundlegendes Mißverständnis zurück: So kann man von einem homöopathischen Mittel gegen Erkältungen oder Grippe oder Arthritis etc. hören. Minimales Verständnis für den Grundgedanken der Homöopathie zeigt jedoch, daß dies Unsinn ist. Denn wie wir gesehen haben, äußern nicht zwei Menschen ihre Krankheit genau gleich, auch wenn man ihre Krankheit mit demselben Etikett versieht. Wie kann es dann *ein* homöopathisches Mittel geben, das für jeden mit dieser Krankheit paßt? Dies hat offenbar nichts mit Homöopathie zu tun, denn ihr geht es um die Bestimmung des individuellen Heilmittels, der sogenannte *Individualisierung*. Erst dadurch, daß eine Substanz gemäß dem Ähnlichkeitsgesetz auf einen Patienten paßt und verabreicht wird, wird sie zu einem homöopathischen Mittel.

Die Entscheidung, welches das richtige oder ähnlichste Mittel für einen Patienten darstellt, ist nicht unbedingt einfach oder eindeutig. Bei akuten Krankheiten reicht es im allgemeinen aus, nur die Symptome der akuten Krankheit zu berücksichtigen. Wie der Patient insgesamt beeinträchtigt wird, ist im allgemeinen ziemlich klar und offensichtlich. Bei einer Konstitutionsbehandlung ist eine sehr viel größere Einsicht in das Geschehen und die Bedeutung der Symptome erforderlich, das heißt in das, was die Gesamtheit des Patienten und seiner Krankheit ausmacht; für diese wird dann das ähnlichste Mittel gesucht. Wie zuvor schon gesagt, sollten deshalb Beschwerden, die aus der Konstitution des Patienten resultieren, nur von erfahrenen Therapeuten und nicht von Laien behandelt werden.

Die Heilmittelbilder

Woher kennt man die Fähigkeiten der einzelnen Heilmittel? Wie wird das Bild, das die jeweilige Verwendung bestimmt, ermittelt? Einfach dadurch, indem ein Mittel einer Gruppe von gesunden Menschen verabreicht wird. Alle auftauchenden Änderungen und Symptome werden notiert und untersucht, um Symptome, Muster und Trends aufzuspüren, die charakteristisch sind. Dieser Vorgang wird als »Arzneimittelprüfung« bezeichnet; dabei sorgen strenge Kriterien dafür, daß tatsächlich die Wirkung des Mittels zutage tritt und nicht irgendwelche anderen Ursachen »dazwischenfunken«. Eine richtig durchgeführte Arzneimittelprüfung kann viele Monate dauern. Wenn das Bild vorliegt, weiß man genug über das Mittel, um es in der Praxis einzusetzen. Wenn es dann kranken Menschen verabreicht wird, werden andere in der Arzneimittelprüfung nicht erkannte Symptome, die aber durch das Mittel auch geheilt werden, festgehalten. Wenn dies wiederholt geschieht, werden sie dem Bild dieses Mittels hinzugefügt. So wird die Wirkungsweise der Mittel allmählich immer besser verstanden, und sie können mit größerer Genauigkeit eingesetzt werden. Dieser Vorgang setzt sich in jeder Homöopathengeneration fort, so daß nicht neue Entdeckungen alle vorhergehenden Ideen über Bord werfen, wie dies bei vielen »wissenschaftlichen« Untersuchungen der Fall ist; vielmehr wird das Wissen von den homöopathischen Mitteln ständig ergänzt und verfeinert.

Die ganzheitliche Herangehensweise

Wie wird festgestellt, ob die Gesundheit eines Patienten sich wirklich tiefgreifend bessert? In der Homöopathie und vielen anderen Formen der alternativen Medizin sieht man die Krankheit des Patienten in einem sehr viel größeren Rahmen. Die Anfälligkeit ist bereits angesprochen worden; auch bei der Einschätzung eines Patienten wird die Gesundheit auf allen Ebenen betrachtet: der körperlichen, der geistigen und der seelischen. Da in jedem Menschen ein intelligentes System an der Arbeit ist, zeigt sich die Krankheit zuerst in den weniger wichtigen Bereichen, damit die höheren

Funktionen so lange wie möglich aufrechterhalten werden können. Es gibt also eine Hierarchie von Symptomen und Krankheiten.

Zu den wichtigsten Funktionen gehören die geistigen Fähigkeiten, ohne die ein Mensch kein sinnvolles Leben führen kann. Auch jemand, der körperlich behindert und auf einen Rollstuhl beschränkt ist, kann immer noch ein erfülltes Leben führen, wenn seine geistigen, seine höheren Fähigkeiten funktionieren. Dagegen kann ein körperlich gesunder, aber geistesgestörter Mensch nicht mehr viel geben und nehmen, außer körperlicher Fürsorge und ein wenig Liebe. Sein Leben kann sicher nicht als erfüllt bezeichnet werden.

In jedem Bereich gibt es eine Hierarchie: Auf der körperlichen Ebene sind ein Hautausschlag oder eine Erkältung von geringerer Bedeutung, während eine Herz-, Lungen- oder Gehirnerkrankung sehr viel ernster ist. Erkrankungen der Gelenke, der Muskeln und Därme liegen irgendwo in der Mitte. Im emotionalen Bereich gehen leichte Wut und Reizbarkeit weniger tief als Ängste und Phobien, und auf geistiger Ebene ist geringfügige Vergeßlichkeit weniger bedeutsam als Wahnvorstellungen oder dauernde Verwirrtheit.

Hier einige grundlegende Gedanken zur Konstitutionsbehandlung. Der Krankheitsschwerpunkt das Patienten wird in bezug auf die Hierarchie bestimmt und überwacht. Um sicher zu sein, daß der Patient seine Gesundheit wiedergewinnt, reicht es nicht, nur zu wissen, daß die störenden Symptome sich gebessert haben; der Schwerpunkt seiner Krankheit muß sich auch in weniger wichtige Bereiche verlagert, das heißt in der Hierarchie nach unten bewegt haben. Wenn jemand von seinen arthritischen Beschwerden »geheilt« wird, aber später eine Herzkrankheit bekommt, ist er in Wirklichkeit nicht geheilt; der Schwerpunkt seiner Krankheit hat sich vielmehr von einer oberflächlicheren auf eine tiefere Ebene verlagert. Solche Beziehungen werden gelegentlich – wenn der zeitliche Abstand zwischen einer Beschwerde und der nächsten nicht lang ist – auch von der Schulmedizin erkannt, wobei ihr aber die Bedeutung der Verbindung zwischen den Krankheiten meist entgeht.

So ist zum Beispiel bekannt, daß zwischen Asthma und Ekzemen ein Zusammenhang besteht; trotzdem wird die Eigenart dieser Verbindung oft übersehen. Die natürliche Abfolge der Ereignisse – das Asthma wird schlimmer, wenn das Ekzem ruht, und das Ekzem wird schlimmer, wenn das Asthma ruht – bleibt oft im dunkeln, wenn die Krankheit behandelt wird, ohne die Konstitution zu berücksichtigen.

Die Gesetze der Heilung

Zur Beurteilung der Heilung eines Patienten existieren drei wichtige Gesetzmäßigkeiten: 1. Eine Heilung sollte von innen nach außen (von wichtigen Organen zu weniger wichtigen Organen) verlaufen. 2. Sie sollte von oben nach unten gehen. 3. Die Erkrankungen bzw. Symptome sollten in der umgekehrten Reihenfolge ihres ursprünglichen Erscheinens verschwinden. Dieser letzte Punkt ist wahrscheinlich der wichtigste, denn es ist immer wieder beobachtet worden, daß im Verlauf einer Konstitutionsbehandlung alte, aus der früheren Krankheitsgeschichte stammende Symptome kurzfristig wiederauftreten, bis schließlich ein Gesundheitszustand erreicht ist, bei dem nur die in der Kindheit häufigen Krankheiten auftreten, zum Beispiel Husten, Erkältungen, Halsschmerzen und Hautausschläge. Aus vielen Gründen können nicht alle Patienten diesen Zustand erreichen, obwohl den meisten auf dem Weg zu früheren Stadien einer besseren Gesundheit ein gutes Stück vorangeholfen werden kann.

Zum Abschluß

Dieser sehr kurze Überblick über einige Aspekte der Homöopathie und ihre Weltsicht hat das, was mit der Gesundheit eines Menschen geschieht, vielleicht ein wenig klarer gemacht. Dieses Buch will Philosophie und Prinzipien der Homöopathie nicht umfassend darstellen. Es ist ein praktisches Buch, zu dessen Benutzung jeder imstande sein soll, der die üblichen akuten Krankheiten behandeln möchte, insbesondere die in der Kindheit auftretenden. Sie brauchen Theorie und Philosophie der Homöopathie nicht bis ins einzelne zu verstehen, um sie bei diesen Krankheiten effizient und gefahrlos anwenden zu können. Trotzdem ist die Kenntnis einiger Grundlagen hilfreich und weckt vielleicht Ihr Interesse. Ob das, was hier dargestellt wurde, Ihrer Weltsicht entspricht oder nicht, ist für die Wirkung homöopathischer Mittel unerheblich. Wenn dieses Buch Ihnen bei der Auswahl der Mittel hilft, hat es seinen Zweck erfüllt. Diese Auswahl ist nicht schwierig und bedarf keinerlei akademischen Ausbildung. Eine gute Beobachtungsgabe ist sehr viel wichtiger und wird durch Übung schnell verbessert.

Bei der Behandlung chronischer und wiederkehrender Krankheiten wie denen, die im Anhang »§ 23 Gesundheitsstörungen, die eine konstitutionelle Therapie erfordern« aufgeführt sind, verhält es sich anders. Wenn die Beschwerden immer wiederkommen, etwa eine Migräne oder Menstruationsschmerzen, kann mit Hilfe eines Buches wie diesem ein Mittel gefunden werden, das den Schmerz jedesmal lindert, wenn er auftritt; es wird ihn aber nicht daran hindern, das nächstemal wiederzukommen. Die Behandlung solcher Beschwerden geht über den Rahmen dieses Buches weit hinaus; sie spiegeln Prozesse, die auf einer sehr viel tieferen Ebene des Betreffenden ablaufen und von vielen Faktoren abhängen, etwa der konstitutionellen Veranlagung, dem Erbgut, der Ernährung, der Lebensgeschichte, dem Lebensstil, der Umwelt etc. Wer unter solchen Krankheiten leidet, sollte einen erfahrenen Homöopathen für eine konstitutionelle Therapie aufsuchen.

Noch viel bleibt zu entdecken, auf vielen verschiedenen Wegen. Die Homöopathie ist nicht das einzige Verfahren, das die hier vorgestellten Konzepte benutzt, und kein Heilkundiger, den ich kenne, würde behaupten, daß die Homöopathie alle Antworten hat oder für jeden paßt. Sie hat sicher Wertvolles zu bieten, und es gibt nur eine Möglichkeit, herauszufinden, für wen sie paßt: Probieren Sie sie aus!

§ 2 Die Anwendung der Homöopathie in der Praxis

Das Ziel

Das Wesen der Homöopathie besteht darin, das zum Krankheitsbild eines Menschen passende Heilmittelbild zu finden. Unter »Bild« wird dabei eine Sammlung von Symptomen verstanden, die das Mittel oder den Patienten mit seiner Krankheit charakterisieren. Symptome sind Veränderungen des Normalzustands eines Menschen auf jeder Ebene seines Wesens und reichen von Stimmungs- oder Verhaltensänderungen bis zu körperlichen Dingen wie Schmerzen, Temperatur- und Farbveränderungen, Schwitzen etc.

Das, was ein Mittel auslösen kann (das heißt das Bild dieses Mittels), kann es auch heilen. Dies ist das Ähnlichkeitsgesetz – »Ähnliches heilt Ähnliches« –, das in § 1 erörtert wurde. Die Homöopathie kann für einfache akute Krankheiten wie die in diesem Buch beschriebenen benutzt werden, ohne daß ihre Philosophie und Theorie ganz verstanden wird. Denken Sie an das Ziel: Sie wollen das Mittel finden, dessen Bild dem Krankheitsbild des Patienten am ähnlichsten ist.

Hier ergibt sich das erste Problem: Wie vollständig muß die Übereinstimmung zwischen Krankheitsbild und Mittel sein, damit eine Heilung stattfinden kann?

Zweifellos wird der Erfolg einer Verordnung um so größer und sicherer sein, je vollständiger die Übereinstimmung zwischen Mittel und Krankheit ist. Nur ein Experte wird nach langem Studieren und viel praktischer Erfahrung ständig gute Ergebnisse erzielen. Wie kann dann der Anfänger seine Erfolgschancen vergrößern? Genau diese Frage hatte ich beim Schreiben des Buches vor Augen.

Die wichtigsten Charakteristika eines Mittels sind fett gedruckt, und die Informationen werden der besseren Übersicht halber in Tabellenform präsentiert. Der Teil IV enthält weitere Texte mit zusätzlichen Informationen, die mit zunehmender Erfahrung oder von Lesern, die bereits eine gewisse Kenntnis der Homöopathie besitzen, berücksichtigt werden können. Das

Buch soll jeden befähigen, mit vertretbarer Genauigkeit Mittel zur Behandlung alltäglicher Krankheiten zu finden. Es will auch die Kluft zwischen den sehr einfachen und unzulänglichen Gebrauchsanweisungen, die homöopathischen Mitteln manchmal beiliegen, und den viel umfassenderen, tiefgehenderen und komplexeren Texten, die auch den interessierten Anfänger überfordern würden, überbrücken.

Die Methode
Zunächst wird das Krankheitsbild des Patienten benötigt. Der Vorgang zum Erhalt dieser Information wird als »Fallaufnahme« bezeichnet.

Den Fall aufnehmen
Bei der Fallaufnahme sind zwei miteinander zusammenhängende Dinge erforderlich: **Beobachtung**, die mit allen Sinnen erfolgt, und **Objektivität** bzw. Freisein von der Interpretation des Beobachteten.

Beobachtung
Beobachtung beinhaltet Sehen, Hören, Riechen, Berühren und manchmal sogar Schmecken! Den entscheidenden Hinweis auf die Krankheit eines Menschen kann jeder dieser Sinne liefern, also benutzen Sie sie alle. Schreiben Sie das auf, was Sie beobachten, und überlegen Sie nicht, warum es so ist. Benutzen Sie am besten die Worte des Patienten, besonders bei den wichtigen Symptomen. Je weniger Sie nachdenken und interpretieren, desto besser. Fragen Sie nach, um Ihre Beobachtung zu unterstützen. Das meiste über den Fall hören Sie, wenn der Patient von seinen Symptomen erzählt, außer natürlich im Fall eines Säuglings.

Machen Sie Aufzeichnungen
Vielleicht wollen Sie für sich und Ihre Familie ein Gesundheitstagebuch anlegen, in dem Sie alle wichtigen gesundheitlichen Ereignisse festhalten – gesundheitliche Muster, Details bestimmter Krankheiten, ihre Behandlung und ihr Ergebnis, Unfälle, Impfungen und ihre Wirkung etc. Es wäre interessant, auch die körperlichen, geistigen oder emotionalen Belastungsfaktoren aufzuschreiben, die sich von Zeit zu Zeit ergeben, und ihre Wirkung

auf die Gesundheit zu beobachten. Das kann sehr aufschlußreich sein! Eins der Geheimnisse von Gesundheit wird gelüftet, wenn wir entdecken, was uns aus dem Gleichgewicht wirft und das Erscheinen einer Krankheit verursacht. Dies wird ausgesprochen individuell und für Ihre Gesundheit auf lange Sicht sehr wichtig sein. Es ist gut, wieder gesund zu werden; noch besser ist es, überhaupt nicht krank zu werden!

Schreiben Sie einen Fall, auch Ihren eigenen, in der Form auf, die Ihnen zusagt. Sie können ihn dabei in Abschnitte einteilen, wie in den Tabellen in Teil II, ihn so aufzeichnen, wie er vorgetragen wurde, oder wie immer Sie wollen, aber schreiben Sie ihn auf jeden Fall auf, damit Sie später auf Ihre Aufzeichnungen zurückgreifen können.

Was Sie beobachten sollen

Lassen Sie den Patienten von dem sprechen, was er an sich als »nicht in Ordnung« bemerkt, und versuchen Sie nicht, ihm Worte in den Mund zu legen. Benutzen Sie Fragen wie: »Was noch? Können Sie mir mehr darüber sagen?«, um weitere Informationen zu erhalten.

Was Ihnen der Patient ohne Nachfragen erzählt, ist gewöhnlich am wichtigsten. Natürlich müssen Sie die Grundpersönlichkeit des Patienten berücksichtigen; manche erzählen alles, ohne gefragt zu werden, bei anderen sind Takt, Diplomatie und Beharrlichkeit erforderlich, um irgendwelche Symptome herauszubekommen. Manchmal ist die Aufgabe so schwierig wie das Zähneziehen bei einem hungrigen Krokodil, aber verzweifeln Sie nicht! Diese Tatsache kann an sich schon ein Symptom der Krankheit sein, vor allem wenn der Patient sich normalerweise nicht so verhält. Das wäre ein Beispiel für ein psychisches Symptom. Je ausgeprägter die Veränderung des Verhaltens oder des psychischen Zustands ist, desto wichtiger wird es sein, ein Mittel zu finden, das ebendieses psychische Bild zeigt.

Unterstreichen Sie alles, was sehr markant und stark ist. Manches möchten Sie vielleicht zwei- oder dreimal unterstreichen. Markieren Sie auch alles Unerwartete, wenn etwa Halsschmerzen durch das Schlucken von fester Nahrung besser werden – normalerweise würde man erwarten, daß dies die Schmerzen verschlimmert. Ein anderes Beispiel wäre ein Fieber mit trockenem Mund, aber ohne Durst. Solche Symptome werden als merkwürdig, selten und *auffallend* bezeichnet und sind oft zum Auffinden des Mittels bzw. der Mittelgruppe, aus der die endgültige Wahl getroffen wird, von höchster Wichtigkeit.

Beobachten Sie außerdem das Aussehen des Patienten, ob und welche Bereiche des Körpers heiß sind oder schwitzen, sein Verhalten und seine Stimmung, was er von seiner Umgebung möchte, ob er sich bewegen will oder nicht, ob er frische Luft haben oder zugedeckt sein möchte oder beides oder keins von beiden etc.!

Lassen Sie sich von den Tabellen inspirieren

Ein kurzer Blick auf die Tabellen gibt Ihnen eine Vorstellung, was in bezug auf Symptome und Einzelheiten wichtig ist. Wenn der Patient von sich aus nichts mehr zu erzählen hat, können Sie zu den Bereichen, die für die speziellen Beschwerden des Patienten relevant sind, weitere Fragen stellen. Fragen Sie nach Einzelheiten zu seinen Empfindungen, ihrem Sitz, wohin sie gehen, wie sie anfangen und sich verändern; finden Sie das Muster heraus, aber achten Sie darauf, wann immer möglich offene Fragen zu stellen, das heißt Fragen, die nicht mit einem einfachen Ja oder Nein beantwortet werden können. Also »Wie fühlt Ihr Kopf sich an?« und nicht »Haben Sie Kopfschmerzen?«.

Vergessen Sie nicht die Modalitäten der Symptome – dies sind die Faktoren die sie *besser* (>) oder *schlimmer* (<) machen. Um der Kürze willen lohnt es sich, diese kleinen, leicht erlernbaren Symbole zu behalten. Wie Sie aus den Tabellen ersehen, kann fast alles ein Symptom beeinflussen. Je stärker, eindeutiger und konsistenter dies ist, desto wichtiger ist es als Symptom des Falls.

Die Rubrik »Ursache und Einsetzen« betrifft das, was in den Stunden oder Tagen passiert ist, bevor die Krankheit sich gezeigt hat, die Geschwindigkeit, mit der sie eingesetzt hat, und die Abfolge der Ereignisse. Die Ursachen können von Naßwerden, Verkühlung, einem Wetterwechsel, Überanstrengung, Ernährungsfehlern etc. bis zu emotionalen Faktoren wie Trauer oder Wut reichen.

Lassen Sie diese emotionalen Faktoren nicht außer acht. Daß es nach einem Streit zu Kopfschmerzen und vor einem ängstlich erwarteten Ereignis zu

Durchfall kommen kann, ist bekannt, aber die Rolle der Gefühle bei vielen, wenn nicht den meisten Krankheiten wird selten richtig gewürdigt.

Wenn eine Krankheit schnell und heftig in ein paar Stunden einsetzt, sollte man die Ursache im allgemeinen in den vergangenen paar Stunden oder höchstens am selben Tag suchen. Wenn sie langsam mit ein paar Tagen »Vorwarnzeit« einsetzt, in denen der Patient sich nicht ganz in Ordnung fühlt und allmählich in die Krankheit hineinsinkt, liegt die Ursache wahrscheinlich ein paar Tage oder auch eine Woche zurück. Die Ursache kann auch eine körperlich, geistig oder seelisch stressige Zeit sein.

Das Kapitel »§ 9 Bauchschmerzen« weist drei Rubriken für Modalitäten auf. Sie beziehen sich auf den jeweils vorhergehenden Abschnitt, betreffen also die Modalitäten der Empfindung, die Modalitäten des Durchfalls und die Modalitäten von Übelkeit und Erbrechen.

Begleitsymptome sind Symptome, die nicht direkt mit der Hauptbeschwerde verbunden sind, aber gleichzeitig mit ihr auftreten, etwa Kopfschmerzen bei Durchfall oder Herpes bei Fieber – Dinge also, die oft miteinander einhergehen. Der Patient sagt dann vielleicht: »Immer wenn ich dieses Problem habe, habe ich eine Magenverstimmung« oder was sonst es auch sein mag.

Die jeweils letzte Rubrik der Tabellen lautet »Psychische und allgemeine Symptome«. Psychische Symptome beziehen sich auf die Stimmung, das Verhalten, die Sprechweise etc. des Patienten. Charakteristika des gesunden Menschen, die immer noch vorhanden sind, wenn er krank ist, gehören nicht zum Bild der akuten Krankheit und sind daher bei der Mittelwahl für eine akute Krankheit **nicht** wichtig. Dies gilt eigentlich für jedes Symptom, nicht nur für die psychische Verfassung. Wenn jedoch ein normalerweise sehr friedlicher und freundlicher Mensch bei Ohrenschmerzen reizbar und übellaunig wird, wäre das ein hochsignifikantes Symptom. Dieser Patient würde ein Mittel brauchen, das genau diese Reizbarkeit auslösen kann. Auf diese Weise auftauchende psychische Symptome sind im allgemeinen für die Wahl des (ähnlichsten) Mittels äußerst wichtig.

Allgemeine Symptome sind Symptome, die sich auf den ganzen Menschen und nicht nur auf den speziellen Ort des Problems beziehen. Wenn jemand Halsschmerzen hat, die brennen, wäre dieses Brennen ein lokales Symptom, weil es auf einen einzigen Ort beschränkt ist. Wenn er dagegen bei Stuhlgang ein Brennen am After verspüren würde, seine Füße nachts brennen würden und er unter brennenden Augenschmerzen litte, würde die Empfindung des Brennens sich durch so viele Körperbereiche des Patienten ziehen, daß sie für ihn als Ganzes charakteristisch wäre. »Brennen« würde zu einem allgemeinen Symptom.

Allgemeinen Symptomen können die Worte »Ich bin …« oder »Mir ist …« vorausgehen, etwa »Ich bin durstig/müde/schlapp« oder »Mir ist heiß« oder »Ich spüre überall ein Brennen«. Das Gegenteil eines allgemeinen Symptoms ist ein lokales Symptom. Es bezieht sich nur auf einen bestimmten Teil des Betreffenden, was er gewöhnlich mit den Worten »Mein …« einleitet: »Mein Kopf brennt, mein Hals ist trocken« etc. Dinge, die den Menschen als Ganzes betreffen, sind sehr viel wichtiger als die, die nur einen Teil betreffen. Daher haben psychische und allgemeine Symptome bei der Einschätzung eines Falls mehr Gewicht.

Weitere Informationen über die psychischen und allgemeinen Symptome einzelner Mittel finden sich in »Teil IV: Heilmittelbilder«, in dem die am häufigsten erforderlichen Mittel kurz im Zusammenhang dargestellt werden.

Denken Sie daran, daß Sie zur Wahl des ähnlichsten Mittels Symptome brauchen, die zeigen, wie die Krankheit des einen Menschen sich von der eines anderen unterscheidet. Sie brauchen die Symptome, die die Eigenart des Krankheitsprozesses in diesem Einzelfall beschreiben. Symptome, die häufig sind und in den meisten oder allen Fällen dieser Art von Beschwerden auftreten, sind für die Wahl des Mittels nutzlos – etwa eine Übelkeit, die durch Essen schlimmer wird, Schmerzen, die bei Berührung der schmerzenden Stelle schlimmer werden, oder ein trockener Mund mit Durst.

Ebenfalls nutzlos sind vage und schwache Symptome, falls nicht alle Symptome so sind. In diesem Fall werden sie zu einem allgemeinen Symptom und können auf ein Mittel wie *Ferrum phosphoricum* oder *Pulsatilla* verweisen.

Suchen Sie also nach den starken, besonderen, charakteristischen Symptomen, nach den allgemeinen Symptomen, die sich in verschiedenen Bereichen des Körpers durch den ganzen Fall hindurchziehen, und nach Veränderungen der psychischen Verfassung des Patienten. Achten Sie darauf, daß

Sie alle Details jedes Symptoms haben: die Ursache, die Geschwindigkeit des Einsetzens, den Sitz, die Empfindungen, die Modalitäten etc. Haben Sie die Stärke und die Beschaffenheit jedes Symptoms ermittelt? Dies hilft Ihnen, die ganz individuelle Verfassung des Patienten einzuschätzen und wie die Krankheit gerade ihn beeinflußt.

Es gibt nicht nur eine einzige Methode, einen Fall aufzunehmen. Es handelt sich um einen kreativen, individuellen Prozeß, der die Beziehung zwischen Ihnen und Ihrem Patienten spiegelt. Deshalb sollten Sie dabei so frei von emotionaler Betroffenheit und Beteiligung sein, wie es irgend geht.

Es gibt nur einen Weg, auf egal welchem Gebiet zum Könner zu werden – Übung! Mit dieser Übung werden Sie verschiedene Möglichkeiten entdecken, Informationen zu bekommen, die den verschiedenen Fällen angepaßt sind; und natürlich auch Ihrem eigenen Charakter und Ihrer Art, Dinge zu tun.

Fallanalyse und Verwendung der Tabellen

Nachdem Sie den Fall aufgenommen haben, muß er analysiert werden. Die ausgewählten wichtigsten Charakteristika des Falls sollten klar, stark und für die Krankheit des Patienten jetzt im Moment charakteristisch sein. Achten Sie bei Akuterkrankungen darauf, daß die Symptome Veränderungen gegenüber dem normalen Gesundheitszustand des Patienten darstellen. Veränderungen der Intensität können mit aufgenommen werden, obwohl ihnen im Verhältnis weniger Bedeutung beigemessen werden sollte.

Zur Gewichtung jedes Symptoms ist bereits verschiedenes gesagt worden. Die Einschätzung ist hauptsächlich das Ergebnis einer Kombination von drei Faktoren: 1. wie tief die Symptome gehen, das heißt, auf welcher Ebene im Wesen des Betreffenden sie sich befinden; 2. die Stärke des Symptoms und 3., wie einzigartig charakteristisch das Symptom für den Zustand des Patienten ist.

Einen nützlichen Hinweis auf die ersten beiden Faktoren liefert die Überlegung, welche Wirkung ein Symptom auf die Fähigkeit des Patienten hat, als ganzer, kreativer, glücklicher, liebender Mensch zu bestehen, natürlich unter Berücksichtigung seines Normalzustands. Es ist klar, daß alles, was den Geist beeinflußt, dabei äußerst wichtig ist, ebenso wie alles, was den

Menschen als Ganzes betrifft. *Psychische und allgemeine Symptome besitzen daher den höchsten Stellenwert.*

Lokalsymptome, die sich auf einzelne Teile des Körpers beziehen, sind im allgemeinen weniger wichtig. Wenn jedoch der Patient geistig und seelisch nicht beeinträchtigt wird, aber irgendwo Schmerzen hat, erschöpft sich die Symptomatik in Einzelheiten der Schmerzen, für die ein ähnliches Mittel gefunden werden muß. Dies kann auch der Fall sein, wenn ein Schmerz so stark ist, daß ihm gegenüber alle anderen Symptome unbedeutend erscheinen.

Auffallende Symptome, auch wenn es sich um Lokalsymptome handelt, die in der Literatur auch als *merkwürdige, seltsame und auffällige Symptome* bezeichnet werden, besitzen große Bedeutung für die Mittelwahl. Ihr hoher Stellenwert ergibt sich daraus, daß das Symptom für den betreffenden Patienten ungewöhnlich ist. Wenn das auffallende Symptom auch noch stark und konsistent ist, erhöht dies seine Bedeutung, was gelegentlich so weit gehen kann, daß es bei der Beurteilung des Falls stärker bewertet wird als die psychischen und die allgemeinen Symptome. Auffallende Symptome sind per Definition ungewöhnlich, aber es lohnt sich, nach ihnen zu suchen; ihr Vorliegen spricht sehr stark für ein Mittel, das ebendieses Symptom zeigt. Beispiele für auffallende Symptome wären »ein trockener Mund, aber kein Durst«, »brennende Schmerzen, die durch Wärme bessern (>)«, oder »Symptome betreffen nur eine Körperhälfte«.

Natürlich muß die Stärke jedes Symptoms berücksichtigt werden. Wie der Patient von seinen Symptomen spricht, der Ton seiner Stimme, die Wahl seiner Worte, seine Gesten und sein Gesichtsausdruck sind Hinweise auf die Stärke.

Am Anfang könnten Sie zur Gewichtung der Symptome vielleicht das folgende Punktesystem verwenden, das mit zunehmender Übung und Vertrautheit dann nicht mehr notwendig ist:

- Psychische Faktoren bekommen 3 Punkte.
- Körperliche Symptome, die allgemein sind (Symptome, die durch »Ich bin …« ausgedrückt werden können), bekommen 2 Punkte.
- Lokale Symptome, die sich auf einzelne Teile des Körpers beziehen, bekommen 1 Punkt.

Die Punktzahl für auffallende Symptome hängt davon ab, wie ungewöhnlich sie sind. Je mehr Sie wissen, was bei einer Krankheit normal und zu erwarten ist, desto leichter können Sie abschätzen, was nicht normal, also ein auffallendes Symptom ist. Meist ist hier einfach der gesunde Menschenverstand gefragt.

Der Stellenwert von Modalitäten und Begleitsymptomen hängt mit den betreffenden Hauptsymptomen zusammen und müßte in eine der obigen Kategorien fallen.

Wenn Sie die Symptome nach dem obigen Schema gewichtet haben, vergeben Sie zusätzlich 1 bis 3 Punkte für die Stärke jedes Symptoms. Berücksichtigen Sie bei dieser Entscheidung Stärke und Konsistenz der Symptome. Die Summe dieser beiden Zahlen führt zu den wichtigsten und charakteristischen Symptomen jedes Falls, die für den nächsten Schritt gebraucht werden.

Das Mittel wählen

Der Hauptbereich bzw. die Hauptbereiche der Beschwerden geben Ihnen an, welchen Tabellenbereich Sie konsultieren können. Schreiben Sie anhand der Unterteilung dieses Bereichs die wichtigsten Charakteristika Ihres Falls so auf, daß der nächste Schritt Ihnen leichtfällt.

Sehen Sie sich die Unterabschnitte der Tabellen an, und vergleichen Sie die Hauptcharakteristika Ihres Falls mit den Charakteristika der Mittel. Das Heilmittelbild kann viele Symptome enthalten, die Ihr Fall nicht aufweist. Kümmern Sie sich nicht darum, solange alle oder die meisten wichtigen Symptome Ihres Falls im Mittel vorkommen.

Auf den ersten beiden Tabellenseiten für einen bestimmten Beschwerdenbereich erscheinen die am häufigsten angezeigten Mittel. Der leichteren Vergleichbarkeit halber habe ich die Mittel in Gruppen zusammengefaßt; sie erscheinen daher nicht in alphabetischer Reihenfolge.

Wenn Sie feststellen, daß kein Mittel mit Ihrem Fall übereinstimmt, haben Sie wahrscheinlich zu viele Einzelheiten mit aufgenommen und nicht die wichtigsten Charakteristika ausgewählt. Gehen Sie zu dem Fall zurück, und konzentrieren Sie sich auf die wichtigsten charakteristischen Symptome; lassen Sie alle Symptome weg, die schwach oder vage sind. Benutzen Sie zur Unterstützung das Punktesystem.

Wenn Sie sechs oder mehr passende Mittel finden, haben Sie wahrscheinlich zu viele übliche Symptome berücksichtigt. Übliche Symptome sind für die Krankheit im allgemeinen bei jedem und nicht für die Krankheit bei diesem speziellen Menschen charakteristisch. Überprüfen Sie den Fall auf individuellere Charakteristika hin. Im Idealfall haben Sie am Ende weniger als sechs und wahrscheinlich mehr als ein oder zwei Mittel gefunden.

In der zweiten Phase des Auswahlverfahrens geht es um die Feinabstimmung. Gibt es ein Heilmittelbild, das den wichtigen Charakteristika des Falls am ehesten entspricht? Passen viele oder die meisten wichtigen Symptome des Mittels (sie sind **fett gedruckt**) zu den stärksten Symptomen des Falls? Finden sich die unbedeutenderen Symptome des Falls im Mittel? Dies ist weniger wichtig, kann aber bestätigen, was bereits klar war, oder dazu beitragen, zwischen zwei ähnlich passend erscheinenden Mitteln weiter zu unterscheiden.

Lesen Sie sich den gesamten Fall noch einmal durch, und vergleichen Sie ihn mit den Heilmittelbildern in Teil IV.

Manchmal werden Sie feststellen, daß es hilfreich ist, mehr als einen Tabellenkomplex zu konsultieren. Zum Beispiel kann jemand, der Halsschmerzen hat, auch Fieber haben. Sie erhalten dann ein vollständigeres Bild, wenn Sie sich die Mittel in beiden Abschnitten ansehen.

Wenn Sie die Symptome des Falls mit dem Mittel vergleichen, sollten Sie darauf achten, daß die *wichtigsten Symptome nicht unvereinbar* mit ihm sind. Bei *Belladonna* etwa setzt das Fieber schnell und heftig ein. Wenn das Fieber des Patienten sich über mehrere Tage hinweg entwickelt hat, ist es wahrscheinlich nicht *Belladonna*, egal, wie sehr das übrige Bild nach *Belladonna* aussieht. Sie werden auch feststellen, daß einige Mittel gegensätzliche Symptome aufweisen, zum Beispiel kann *Belladonna* bei Fieber durstlos oder durstig sein. Beides ist möglich. Wenn ein Bild sehr viel häufiger und markanter ist als das andere, erscheint es **fettgedruckt**, das andere in Normalschrift.

Hier möchte ich eine Warnung aussprechen. Sie werden häufig nicht alle Symptome Ihres Falls in einem Heilmittelbild finden. Also suchen Sie nicht danach, und basteln Sie nicht herum, damit alles paßt. Es wird Sie nur ärgerlich machen! Es ist sehr viel wichtiger, nach den starken, auffallenden, charakteristischen Symptomen und allen psychischen und allgemeinen Symptomen zu suchen. Sie sollten zur Wahl des Mittels führen.

Für den Anfänger gilt: Versuchen Sie, das Mittel zu wählen, indem Sie die wichtigen, fettgedruckten Symptome berücksichtigen und die in normaler Schrift gedruckten Informationen beiseite lassen.

Welche Potenz

Je höher die Potenz eines Mittels ist, desto schneller und tiefgreifender wirkt es. Es wirkt auch spezifischer, weshalb bei den höheren Potenzen die Mittelwahl genauer sein muß, damit das Mittel wirkt.

Als niedrig betrachtet man Potenzen bis einschließlich C 30 oder D 30. Die Buchstaben C und D beziehen sich auf den bei der Zubereitung verwendeten Verdünnungsfaktor und brauchen uns hier nicht weiter zu beschäftigen, denn für alle praktischen Zwecke der Eigenbehandlung ist der Unterschied nebensächlich. Im allgemeinen kann man die folgenden Potenzen leicht erhalten: D 6, C 6, D 12, C 12, D 30 und C 30. Je höher die Zahl, desto größer die Wirksamkeit $\cong$ Potenz des Mittels.

Für die in diesem Buch beschriebenen Beschwerden ist die Wahl des Mittels sehr viel wichtiger als die verwendete Potenz. Als allgemeine Regel gilt: Wenn ein kranker Mensch ein bestimmtes Mittel braucht und Sie es nur in einer Potenz vorrätig haben, ist sie die richtige!

Wenn Sie Ihren Arzneischrank mit nur einer Potenz von jedem Mittel ausstatten wollen, würde ich persönlich C 12 wählen. Die 12er-Potenz geht etwas weiter als die 6er, ist aber noch nicht so spezifisch wie die 30er. Wenn Sie etwas Erfahrung im Umgang mit den Mitteln haben, werden Sie feststellen, daß die 30er-Potenz für akute Krankheiten ausgezeichnet wirkt. Als allgemeine Regel gilt: Je höher die verwendete Potenz, desto genauer muß das gewählte Mittel passen. Wenn Sie sich Ihrer Wahl ganz und gar nicht sicher sind, sollten Sie eine D 6 wählen.

Gefahren und Aufbewahrung

Wenn Sie ein Mittel gewählt haben, können Sie es verabreichen, aber erst möchte ich Ihnen ein bißchen Sicherheit geben.

Was ist, wenn es das falsche Mittel ist? Bei der Behandlung akuter Krankheiten kann die Verabreichung eines falschen, niedrig potenzierten Mittels nur zwei Folgen haben: 1. Es kommt zu einer Teilreaktion, die nicht lange dauert. 2. Es gibt überhaupt keine Reaktion. Um mit einer Tiefpotenz den Zustand des Patienten zu verschlimmern, müßte das falsche Mittel oft wiederholt werden, und auch dann ist unwahrscheinlich, daß viel passieren würde – es sei denn, der Patient ist besonders gebrechlich und schwach. In diesem Fall wäre aber sowieso eine Konstitutionsbehandlung angebracht, die den Allgemeinzustand bessert, und keine »Erste-Hilfe-Behandlung«. Ein Patient mit vielen chronischen Krankheiten sollte nur von einem erfahrenen Fachmann behandelt werden. Trotzdem ist es sehr schwierig, mit einer »Erste-Hilfe-Homöopathie« viel Schaden anzurichten, wenn Tiefpotenzen verwendet werden. Sie sind nicht gefährlich.

Auch wenn ein Kind ein ganzes Fläschchen mit einem homöopathischen Mittel schlucken würde, würde es ihm nicht schaden. Denn wichtig ist, wie oft das Mittel wiederholt wird und nicht die verabreichte Menge. Pro Gabe sind drei Kügelchen ausreichend, und die Wirkung wird nicht stärker, wenn man die ganze Flasche gibt. Es ist wie das Öffnen eines Türgriffs. Wenn man eine Tür aufmacht, ist es egal, ob die starke Hand eines Gewichthebers oder die zarte Hand einer Homöo Dame den Griff herunterdrückt, die Wirkung ist die gleiche. Die Tür ist offen. Genauso ist es mit der Homöopathie; die Quantität spielt kaum eine Rolle, die Qualität ist wichtig.

Während einer Schwangerschaft können Tiefpotenzen bei akuten Krankheiten ohne Risiko für Mutter und Kind genommen werden.

Die Kügelchen (in der Fachsprache: Globuli) sollten gut verschlossen im Dunkeln und entfernt von starken Gerüchen aufbewahrt werden; sie behalten ihre Wirksamkeit dann jahrelang.

Wie werden die Mittel verabreicht?

Geben Sie als *eine Dosis* bei einem Mittel in Form von Globuli (Kügelchen): 3 Globuli; in flüssiger Form: 2 Tropfen; in Form von Tabletten: 1 Tablette.

Regeln:

1. Berühren Sie Globuli oder Tabletten nicht. Der Patient selbst kann sie mit sauberen Händen aufnehmen, aber sonst niemand. Verwenden Sie zur Entnahme gegebenenfalls einen sauberen Löffel.

2. Geben Sie die Mittel nicht in die Vorratsflasche zurück, wenn sie versehentlich herausgeraten sind. Werfen Sie sie weg.

3. Lassen Sie die Globuli unter der Zunge zergehen. Sie bestehen aus Zucker und lösen sich leicht auf. Eine Tablette können Sie auch mit den Zähnen zerdrücken und dann unter der Zunge zergehen lassen.

4. Im Idealfall sollte der Mund sauber sein, das heißt, in den 10 oder 15 Minuten vor der Einnahme sollte nichts gegessen, getrunken oder sonstwie aufgenommen worden sein.

5. Während einer Behandlung mit homöopathischen Mitteln sollte der Patient alles meiden, was stark riecht oder duftet. Also keine ätherischen Öle, keine Dampfinhalationen oder Einreibungen mit duftenden Zusatzstoffen, kein Menthol oder Eukalyptus, um die Nase frei zu machen. Einige Homöopathen empfehlen auch, Kaffee oder eine geruchsintensive Zahnpasta zu vermeiden; andere tun dies nicht. Für die Behandlung von Akuterkrankungen ist der letztgenannte Punkt aus meiner Erfahrung heraus unerheblich.

Zusätzliches Potenzieren

Bei sehr akuten Krankheiten (hohes Fieber und/oder sehr starke Beschwerden) kann es notwendig sein, daß das Mittel zunächst alle ein oder zwei Stunden wiederholt werden muß, bis eine anhaltende Besserung eintritt. Dann empfiehlt es sich, 3 Tabletten oder ihr Äquivalent in Globuli (9) oder Tropfen (6) in einem sauberen Glas mit frischem Wasser aufzulösen und nach Bedarf einen Teelöffel davon zu nehmen. Zwischen den einzelnen Gaben wird das Wasser am besten bewegt, indem man es zehn bis zwanzigmal im Uhrzeigersinn umrührt. Dieser Vorgang verändert die Potenz des Mittels im Glas leicht, was dazu beiträgt, daß es besser wirkt.

Nach der ersten Verabreichung

Hier lautet die Regel, das Mittel nicht zu wiederholen oder zu ändern, bis die Wirkung der vorhergehenden Dosis nachgelassen hat. Das kann längeres Warten bedeuten. Generell darf man davon ausgehen, daß höhere Potenzen (zum Beispiel eine C 30) längere Wirkung zeigen als tiefe Potenzen (zum Beispiel eine D 6) und daher seltener wiederholt werden müssen.

Im allgemeinen geschieht eins von vier Dingen:

1. Dem Patienten geht es besser. Wiederholen Sie das Mittel nicht, während die Besserung anhält. Es ist nichts mehr zu tun.

2. Die Symptome werden direkt nach der Einnahme des Mittels etwas schlimmer. Dies ist eine häufig zu beobachtende Reaktion auf die Wirkung des Mittels; Sie sollten abwarten und sich darauf einstellen, daß je nach der Schwere der Krankheit in den nächsten paar Minuten oder ungefähr einer Stunde eine Besserung eintritt. Je heftiger und akuter die Krankheit ist, desto schneller ändert sich der Zustand. Das bedeutet, daß Sie bei einem sich hinziehenden Fieber unter Umständen mehrere Stunden auf eine Reaktion warten müssen, während bei einem sich schnell entwickelnden hohen Fieber mit Delirium Veränderungen innerhalb von 10 bis 15 Minuten stattfinden müßten.

3. Dem Patienten geht es eine Zeitlang besser, sagen wir eine Stunde oder mehr; dann hört die Besserung auf, und das Bild wird mehr oder weniger statisch, oder der Patient beginnt, wieder in seinen alten Zustand zurückzufallen. Ihre Verordnung hat gewirkt, aber jetzt wird es Zeit, dasselbe Mittel zu wiederholen.

4. Keine Wirkung. Oft besteht die erste Veränderung darin, daß der Patient beginnt, sich besser zu fühlen, aber immer noch alle Symptome hat. Dies ist ein sehr wichtiger Hinweis auf eine gute Reaktion und darf nicht übersehen werden. Sie sollten abwarten und sehen, ob weitere Verbesserungen folgen.

Wenn wirklich keine Reaktion eingetreten ist, sollten Sie eine Zeitlang abwarten – wie lange, hängt von der Stärke und Schwere der Krankheit ab (siehe oben unter 2). Wenn sich nichts ändert, wiederholen Sie dasselbe Mittel, und warten Sie noch einmal. Wenn es nach zwei Gaben nicht zu einer Reaktion gekommen ist, ist wahrscheinlich die Verordnung falsch. Überprüfen Sie den Fall noch einmal, und suchen Sie ein anderes Mittel aus.

Oft sind die Veränderungen ausgeprägt und offensichtlich, und es besteht kein Zweifel, was zu tun ist. Wenn die Veränderungen langsamer eintreten, ist es manchmal schwieriger, über das weitere Vorgehen zu entscheiden, denn die natürlichen Veränderungen, zu denen es auch ohne Behandlung stündlich bei einer Krankheit kommt, müssen berücksichtigt werden. Denken Sie dann an die oben unter 2. genannte Regel: Heftige, schwere Krankheiten reagieren heftig auf die Mittel. Sie neigen auch dazu, Mittel schneller »aufzubrauchen«; sie müssen daher zunächst mehrmals stündlich wiederholt werden, aber immer entsprechend den Veränderungen im Bild der Symptome. Bei derart schwierigen Fällen empfiehlt es sich jedoch, den fachkundigen Rat Ihres Homöopathen zu suchen. Bis zum Eintreffen eines Fachmanns spricht jedoch nichts dagegen, daß Sie den Fall des Patienten aufnehmen und ein Mittel für ihn finden. Auch während der Zeit bis zu einer eventuellen Einlieferung ins Krankenhaus können Sie etwas tun.

Je heftiger und akuter die Krankheit, desto klarer ist oft das Krankheitsbild, was die Wahl des ähnlichsten Mittels erleichtert. Geben Sie das Mittel, wenn das Bild klar ist. Solange Sie den in diesem Buch genannten Richtlinien folgen, kann es nur helfen und wird sicher nicht schaden.

Sich hinziehende Krankheiten brauchen nur eine Mittelgabe oder weniger am Tag. Der Patient wird Ihnen durch seine Symptome sagen, was getan werden muß, wann Sie warten und wann Sie behandeln müssen.

Als eine grobe Richtlinie gilt: Bei einer »durchschnittlichen« Krankheit, die den Patienten ins Bett zwingt, wird ein Mittel zwischen drei- und achtmal täglich gebraucht – zu Beginn der Krankheit öfter, später weniger oft. Sind Husten, Erkältung, Halsschmerzen oder Magenverstimmung nicht so schlimm, ist zwei- oder dreimal täglich eine Dosis erforderlich. Ich kann es nicht genug betonen: Der Patient wird Ihnen durch seine Symptome sagen, was zu tun ist. Je weniger starr und routinemäßig Sie verordnen, desto besser wird das Ergebnis sein.

Als weitere grobe Richtlinie gilt: Nicht mehr als drei verschiedene Mittel erfolglos versuchen! Ziehen Sie spätestens dann einen Homöopathen zu Rate. Natürlich hängt dies von den Umständen des Falls und der Erfahrung des Verordnenden ab. Die Entscheidung über die Frage, ob Sie fachkundige Hilfe in Anspruch nehmen sollten, wird immer vom Zustand des Patienten bestimmt und richtet sich nach denselben Kriterien, die Sie auch normalerweise anwenden würden, das heißt ohne die Behandlung mit homöopathischen Mitteln. **Eine homöopathische Behandlung, wie sie hier beschrieben wird, sollte immer eine Ergänzung zu der Hilfe sein, die Sie**

normalerweise in Anspruch nehmen würden. Sie ist nie ein Ersatz für die Konsultation Ihres Arztes/Homöopathen.

Bei der Behandlung kranker Kinder gibt es zwei sehr gute Anzeichen dafür, daß Sie das richtige Mittel gefunden haben: 1. Das Kind übergibt sich, oder es kommt zu einer heftigen Darmentleerung, kurz nachdem es das Mittel genommen hat – falls es nicht schon die ganze Zeit an Durchfall oder Erbrechen gelitten hat! Machen Sie sich keine Sorgen; warten Sie einfach ab, und beobachten Sie den Zustand des Kindes. 2. Das Kind schläft ein. Stören Sie diesen Schlaf nicht, falls es nicht Anzeichen dafür gibt, daß das Kind nicht friedlich in die Heilung hineinschläft. Dieser Schlaf kann ziemlich lang sein. Mein Sohn wurde im Alter von drei Jahren eines Nachts in den frühen Morgenstunden mit hohem Fieber und dem typischen *Belladonna*-Bild wach und schrie. Er nahm das Mittel und war innerhalb von 10 Minuten wieder eingeschlafen. Um 4 Uhr am folgenden Nachmittag wurde er wach, kam die Treppe herunter und fragte nach dem Frühstück!

Es sollte jetzt klar sein, daß Sie den Patienten überwachen müssen, um zu wissen, was zu tun ist.

Nach mehreren Gaben des gewählten Mittels

Wieder gibt es mehrere Möglichkeiten:

1. Dem Patienten geht es nach jeder Gabe besser, und er braucht das Mittel immer weniger häufig, bis er gesund ist. Es ist nichts mehr zu tun.

2. Dem Patienten geht es nach jeder Gabe besser, aber er braucht das Mittel immer häufiger, damit die Besserung anhält. Dies kann darauf hinweisen, daß eine höhere Potenz desselben Mittels erforderlich ist. Wenn dadurch die Besserung nicht anhält, sollten Sie den Fall noch einmal durchgehen und überprüfen, ob irgendwelche Veränderungen oder neue Informationen zutage getreten sind, anhand deren Sie ein ähnlicheres Mittel wählen können, das die Wirkung des ersten fortsetzt.

3. Dem Patienten ging es zunächst besser, aber jetzt geht es ihm wieder schlechter, und ein anderes Symptomenbündel ist erschienen. Ihre erste Verschreibung war richtig, aber jetzt wird ein neues Mittel gebraucht. Ausgangspunkt Ihrer Wahl sind die neuen Symptome, die erschienen sind. Sie sind ein verläßlicher Wegweiser zur zweiten Verordnung.

4. Nach einer anfänglichen Besserung reagiert der Patient nicht mehr auf das Mittel, und dieselben Symptome sind immer noch da. Dies bedeutet wahrscheinlich, daß das Mittel ähnlich, aber noch nicht ähnlich genug war, um eine dauernde Besserung herbeizuführen. Überprüfen Sie den Fall noch einmal, und wählen Sie ein anderes Mittel; unter Umständen lohnt es sich jedoch, zuerst noch eine höhere Potenz desselben Mittels zu versuchen, wenn Sie sie haben.

Noch etwas wird Ihnen helfen, mit Ihren Verordnungen Erfolg zu haben: Je mehr Spaß es Ihnen macht, desto leichter ist es. Homöopathie kann sehr befriedigend sein, wenn die Mittelfindung keine Sorge oder Belastung für Sie darstellt. Versuchen Sie, unbeschwert zu bleiben; manchmal, wenn die Dinge nicht so klar sind, wie Sie sie gerne hätten, sollten Sie einfach Vertrauen haben und das Mittel geben, das Sie für das ähnlichste halten. Wir können es nur so gut machen, wie unser Wissen und unsere Erfahrung es erlauben. Siedeln Sie Ihre Ziele nicht zu hoch an, sonst werden Sie immer Schiffbruch erleiden, und es gibt nichts, was mehr demoralisiert. Die Homöopathie ist ziemlich ungefährlich und verzeiht besonders dem aufrichtig bemühten Anfänger. Sogar die Verordnung eines falschen Mittels kann manchmal das Symptomenbild so beeinflussen, daß das richtige Mittel klarer und leichter erkennbar wird.

Ich wünsche Ihnen viel Erfolg und Zufriedenheit beim Verordnen.

Die Verschreibung des Mittels – Kurzfassung

Das bisher Gesagte mag auf manchen Leser verwirrend wirken. Daher gebe ich im folgenden eine kurze Zusammenfassung der wichtigsten Punkte. Denn die Anwendung der Homöopathie ist zwar komplex, aber im Grunde nicht kompliziert, wenn Sie sich an folgende Grundregeln halten:

1. Das wichtigste homöopathische Gesetz lautet: »Similia similibus curentur.« Das heißt: Ähnliches soll durch Ähnliches geheilt werden. Für Sie bedeutet dies, daß Sie die Symptomatik der Krankheit in möglichst

präziser Form erfassen und dann nach der Arznei mit dem ähnlichsten Mittelbild suchen.

2. In der Homöopathie unterscheidet man verschiedene Arten von Symptomen und gewichtet diese. Homöopathen nennen diesen Vorgang »Hierarchisierung«. Das heißt, man unterscheidet zwischen Symptomen, die sehr wichtig, weniger wichtig sind und solchen, die nicht viel Bedeutung für die Mittelwahl besitzen. Ein Beispiel: Im Mittelbild sehr vieler Arzneien ist die Symptomatik »Kopfschmerz« enthalten. Daher kann allein die Aussage, daß jemand unter Kopfschmerz leidet, nicht zu dem individuell passenden Mittel führen, sondern sie muß ergänzt werden durch Präzisierungen über die Art des Kopfschmerzes und über andere, begleitende Symptome. Ein wichtiges Symptom dagegen – um bei diesem Beispiel zu bleiben – wäre: »Stechende Kopfschmerzen in der Stirnmitte abends zwischen 18 und 19 Uhr.« Denn hier handelt es sich um eine präzise Aussage, die nur von einem oder von wenigen Mitteln erfüllt wird. Sehr wichtig für die Mittelwahl im Sinne einer Hierarchisierung sind: auffallende, eigentümliche und ungewöhnliche Zeichen und Symptome (1.), Geistes- und Gemütssymptome (2.), Allgemeinsymptome (3.). Wichtig – falls vorhanden –: die Ursache (4.), zum Beispiel Kopfschmerz nach Zorn. Nicht so wichtig für die Mittelwahl: Begleitsymptome (5.) und Lokalsymptome (6.).

3. Nachdem Sie sich aus der in Frage kommenden Tabelle in Teil II ein passendes Mittel herausgesucht haben, sollten Sie – vor allem wenn Sie sich nicht ganz sicher sind – das entsprechende Mittelbild in Teil IV nachlesen.

4. Homöopathische Mittel gibt es in verschiedenen Potenzen. Unter Potenzierung versteht man schrittweise Verdünnungs- und Verschüttelungsprozesse. D-Potenzen (vom lateinischen dezimal) werden pro Ziffer 1:10 verdünnt. C-Potenzen (vom lateinischen centesimal) werden pro Ziffer im Verhältnis 1:100 verdünnt. Es gilt: Je höher die Potenz (= je mehr kombinierte Verdünnungs- und Verschüttelungsschritte), desto tiefgreifender die Wirkung, und desto seltener muß das Mittel wiederholt werden. Je tiefer die Potenz, desto breiter das Wirkungsspektrum, und desto häufiger muß das Mittel wiederholt werden.

In der Praxis heißt dies: Wenn Sie sich ganz sicher sind, das richtige Mittel gefunden zu haben, geben Sie es einmal oder wenige Male in einer höheren Potenz, zum Beispiel der C 30. Wenn Sie sich unsicher sind, geben Sie es in kürzeren Abständen in einer niedrigen Potenz, zum Beispiel der D 6.

5. Die Höhe der Potenz ist bei Akuterkrankungen in der Regel nicht entscheidend für den Heilerfolg. Mit Abstand am wichtigsten ist, daß sie ein möglichst ähnliches Mittel finden und einsetzen. Die Frage der Häufigkeit der Wiederholung des Mittels richtet sich nach der Intensität der Erkrankung. Je heftiger die Erkrankung, desto häufiger wird eine Wiederholung des homöopathischen Mittels angezeigt sein.

6. Ob Sie ein Mittel in Form von Tabletten, Globuli (Kügelchen) oder Tropfen verwenden, ist unerheblich. Nur für Kinder sollten Sie keine Tropfen nehmen, wegen des hierin enthaltenen Alkohols. Geben Sie als *eine Dosis* ca. 3 Kügelchen, 2 Tropfen *oder* eine Tablette.

7. Das im Tabellenteil verwandte Zeichen > heißt besser (durch, um etc.); < heißt schlechter (durch, um etc.).

8. Detailliertere Aussagen zur Auswahl, Anwendung und Dosierung homöopathischer Mittel finden Sie in § 2.

TEIL II

BESCHWERDEN UND TABELLEN

Der jeweils nach den Beschwerdebildern aufgeführte Abschnitt »Wann Sie Hilfe suchen sollten« ist nur als Richtlinie gedacht, die Ihnen die Entscheidung erleichtern soll, wann Sie den fachkundigen Rat Ihres Arztes/Heilpraktikers hinzuziehen sollten. Zweifellos werden bei der Entscheidung Ihr Wissen, Ihre Erfahrung und die Umstände eine Rolle spielen. Die von mir genannten Kriterien sind daher nicht umfassend. Ganze Bücher sind zu dem Thema geschrieben worden, wann ein Zustand wahrscheinlich ernst ist und wann nicht. Meine Anregungen hier sind von Vorsicht, wenn nicht von Übervorsicht bestimmt.

Das Symbol < bedeutet »schlechter (durch)«; > bedeutet »besser (durch)«.

§ 3 Fieber

Mittel	*Aconitum*	*Sulfur*
Ursache und Einsetzen	**Trockener, kalter Wind,** nasse Füße, Anstrengung; Wut; plötzliche Angst oder Schreck. **Schnelles, heftiges** Einsetzen; abends, nachts.	Rückfall nach teilweiser Genesung oder sich hinziehende Symptome; langsamer als *Belladonna* oder *Aconitum*.
Empfindungen	**Brennende Hitze;** geistig wach, aber ängstlich; Sinne sehr empfindlich; Kribbeln und Taubheit; wie Eiswasser in den Nerven. **Trockenheit** mit extremem **Durst** auf kalte Getränke; gewöhnlich Schüttelfrost, dann Hitze, dann Schwitzen; Schüttelfrost mit innerer Hitze. < Aufdecken; Schüttelfrostanfälle.	**Brennende** Schmerzen und Absonderungen; innere Hitze; **Hitzewallungen** mit Schwitzen und Schüttelfrost; im allgemeinen Wunsch, sich aufzudecken, kann aber dadurch Schüttelfrost bekommen; Schüttelfrost durch kalte Getränke; **Durst** auf warme Getränke; im allgemeinen Schüttelfrost, dann trockene Hitze, dann Schwitzen; empfindlich gegen Zugluft, frische Luft, Gerüche; 11 Uhr Hunger. Schleichendes, anhaltendes oder wiederkehrendes Fieber.
Modalitäten	< 24 Uhr; abends, nachts; **Licht;** Aufstehen; Erschütterung; Berührung; Wärme; Zudecken. > Schwitzen; oft durch Aufdecken.	< 12 Uhr, 24 Uhr oder tagsüber; **Wärme;** Waschen; veränderliches Wetter. > Warme Getränke, frische Luft.
Begleitsymptome	**Haut,** Mund, Husten und Hitze trocken. **Springender Puls. Heißer Kopf** mit lokaler Blutüberfülle und kalter Körper. Gerötetes Gesicht, wechselt mit Blässe. Reichliches Schwitzen auf bedeckten Körperteilen bessert. Zusammengezogene Pupillen; Magenschmerzen < kalte Getränke; spärlicher Urin durch Angst.	Reichliches **Schwitzen nachts mit Hitze,** meist im oberen Bereich des Körpers; Lippen und Mund trocken und rot. Juckende Haut < Wärme; übelriechende, scharfe Absonderungen. Beklemmung, Brennen, Stiche in der Brust; heißer Scheitel und kalte Füße; möglicherweise Brennen der Fußsohlen nachts.
Auffallende Symptome	Gefühl des Kribbelns in der Wirbelsäule nach Schüttelfrost.	Einseitige Symptome. Linke Seite.
Psychische und allgemeine Symptome (s. a. Heilmittelbilder in Teil IV)	**Intensiv, plötzlich. Früh bei einem Fieber** benutzen; wenn es sich hinzieht, ist es nicht *Aconitum*. Akute, panikartige Angst und Unruhe. Unter Umständen Hyperventilation. Schmerzen bringen zur Verzweiflung. Viele Ängste. Tritt die Decken weg.	Verstärkt durch kalte, frische Luft. Menschen, die emotional nicht sehr empfindlich sind; ungeduldig und hastig, unordentlich und schlampig; fühlen sich lethargisch, wenn sie zu lange schlafen. **Möglicherweise sind diese geistig-seelischen Faktoren** bei Fieber **nicht vorhanden.** Tagsüber schläfrig, nachts unruhig, fahren im Schlaf zusammen.

Mittel	*Arnica*	*Belladonna*
Ursache und Einsetzen	Überanstrengung	Kälte; Sonnenstich; geistige Anstrengung. **Schnelles Einsetzen, heftig.**
Empfindungen	Anhaltendes Fieber; große Hitze; trockene Hitze; oft plötzlicher Schüttelfrost mit lokaler Blutüberfülle, kann frieren, wenn er sich aufdeckt; **großer Durst** nur **während des Schüttelfrosts.**	**Starke, brennende Hitze; sehr hohes Fieber;** sehr heißer Kopf, dabei kalte Hände und Füße; **starke, pochende Schmerzen;** sehr **empfindlich** gegen Berührung, Licht, Erschütterung oder Geräusche. Großer **Durst** während der Hitzephasen, oft auf Zitronenlimonade; unter Umständen auch kein Durst; im allgemeinen Schüttelfrost; dann Hitze und Schwitzen; Schüttelfrost und **trockene, brennende Hitze** können abwechseln. Kribbeln mit Taubheit.
Modalitäten	< **Berührung;** Bewegung; Erschütterung.	< 15 Uhr, 24 Uhr; **Erschütterung; Bewegung; Kälte;** Zugluft, Berührung; Licht; Geräusche, Aufstehen, Aufdecken (und Abneigung dagegen); den betroffenen Körperteil nach unten hängen lassen. > Reglosigkeit; Hinlegen, auf den Bauch.
Begleitsymptome	Kopf oder oberer Körperbereich heiß und Extremitäten kalt; unter Umständen kein Schwitzen; **dunkle Flecken auf der Haut** wie Prellungen; fleckige Haut; Körperteile, auf denen man liegt, sind kalt; Katarrhe.	**Hitze,** Mund und Haut trocken; im allgemeinen **kein Schwitzen,** kann heiß u. dampfig sein, < abends oder nachts; Schweiß nur auf bedeckten Teilen. **Hellrote Haut,** später dunkel; **heißer Kopf mit lokaler Blutüberfülle, kalte Gliedmaßeun; erweiterte Pupillen; Pulsieren und erweiterte Adern, Pochen.** Alles im Kopf; Mandel-, Zahn-, Kopf- oder Ohrenschmerzen.
Auffallende Symptome	Einseitige Symptome.	Einseitige Symptome. Rechte Seite.
Psychische und allgemeine Symptome (s. a. Heilmittelbilder in Teil IV)	Delirium und völlige Apathie; **möchte nicht berührt werden, so schmerzhaft und zerschlagen fühlt er sich** überall, Kind weint; Bett erscheint hart, was zu Ruhelosigkeit führt. Mürrisch, möchte allein gelassen, nicht angesprochen werden. Erschöpft; voller Ängste und Alpträume; sagt, er sei nicht krank, obwohl er es offensichtlich ist.	**Plötzlich und heftig.** Im allgemeinen dumpfe Benommenheit; **schwere, angstvolle Träume,** unter anderem von schwarzen Hunden; unter Umständen **wildes Delirium,** schlägt um sich; **Auffahren, Zucken und Rucken;** nervöse Erregbarkeit. **Schwellungen.** Bei *Belladonna* hält das **Fieber nicht an** (siehe *Calcium carbonicum*).

Mittel	Calcium carbonicum	Mercurius solubilis
Ursache und Einsetzen	Anstrengung; Unterkühlung und Nässe.	Anstrengung.
Empfindungen	**Anhaltendes Fieber,** wechselt mit Schüttelfrost; Hitze und Schüttelfrost wechseln; innere Hitze und äußere Kälte, < Aufdecken; Hitze mit Brennen in den Adern; Lichtempfindlichkeit; Schüttelfrost mit Durst; trockene Hitze.	**Kälteempfindlich;** kriechendes Frösteln oft abends und in die Nacht hinein; kann wechseln mit Hitzewellen; **sehr empfindlich gegen Zugluft. Metallischer, süßlicher oder fauliger Mundgeruch- oder geschmack;** im allgemeinen nicht viel Durst. Anhaltendes Fieber wechsel mit Schüttelfrost; Hitze, dann Kälteschauder. Schwitzen bessert den Gesundheitszustand nicht.
Modalitäten	< **Kälte;** Anstrengung; manchmal warme Decken während der Hitzephasen.	< **Nachts, Wärme, Kälte, Schwitzen,** Zugluft, Aufdecken, auf der rechten Seite liegen. **Alles** scheint zu verschlechtern, nichts zu bessern. > Liegen, gleichmäßige Temperatur.
Begleitsymptome	**Starkes Schwitzen; heißer Kopf mit lokaler Blutüberfülle, kalte Füße;** unter Umständen Kältegefühl nur am Kopf oder sonstwie partiell. **Geschwollene Drüsen; saurer Körpergeruch; erweiterte Pupillen.**	**Reichlicher Speichelfluß,** kann sabbern (vor allem nachts), fühlt sich aber trocken und durstig; **übelriechende Schweiße,** insbesondere **nachts,** gelbfärbende Schweiße. Kalte Gliedmaßen. **Übler Geruch –** Atem, Schweiß, Absonderungen; fauliger Mund; geschwollene **Lymphknoten; Katarrh;** ausgeprägte Entzündungen von Haut und Mundschleimhaut. Tendenz zu **Eiterung** und **Geschwüren.**
Auffallende Symptome	Brennen in den Adern.	Metallischer Geschmack.
Psychische und allgemeine Symptome (s. a. Heilmittelbilder in Teil IV)	Oft verfrorene, geschwächte Menschen mit lokaler Blutüberfülle; < Anstrengung; können einen spannungslosen, schlaffen Muskeltonus haben. *Calcium carbonicum* folgt oft auf *Belladonna,* wenn das Fieber anhält.	Ungesundes Aussehen; Zittern; schwach, leicht ermüdet; Delirium; dumpfer Geist oder Erregung und Unruhe, die zu ängstlicher Hast und Impulsivität führen, treiben ihn sogar nachts aus dem Bett. Gefühl geistiger Verwirrung. Erkältungen gehen zum Brustkorb.

Mittel	*Apis*	*Natrium muriaticum*
Ursache und Einsetzen	Angst; Wut; Eifersucht; Enttäuschung. **Schnelles** Einsetzen der Symptome.	Erregung; Verlust; Trauer; Zurückweisung; Wut. Einsetzen der Symptomatik oft nachts.
Empfindungen	**Starke brennende Hitze;** anhaltendes Fieber, völlige Apathie; **heiße, trockene Haut,** kann wechseln mit Schwitzen; Schüttelfrost, Hitze, Schwitzen; Frösteln < Bewegung, unter Umständen < Aufdecken. Im allgemeinen **kein Durst** oder Durst auf eiskalte Getränke oder Milch. **Stechende Schmerzen;** Haut kann berührungsempfindlich sein mit Kribbeln und Taubheit.	**Starke Hitze mit lokaler Blutüberfülle; völlige Apathie oder Schlaf;** innere Hitze mit Brennen in den Adern. Mund und Haut **trocken;** Durst auf **kalte Getränke,** auch **während des Schüttelfrosts;** friert leicht, Zähneklappern, nicht > warme Decken; Schüttelfrost, Hitze, Schwitzen; Schüttelfrost kann an Armen und Beinen beginnen. **Schüttelfrost um 10–11 Uhr.**
Modalitäten	< 15–17 Uhr, **Wärme in jeder Form,** Berührung, Druck, nach dem Schlafen. > **Kälte,** frische Luft, kaltes Waschen, Bewegung.	< 10–11 Uhr, Essen, Geräusche, Musik, Wärme während des Fiebers. > Schwitzen.
Begleitsymptome	**Heiße, trockene Haut; oft kein Schweiß** oder partiell und **trockene Stellen dazwischen. Möchte sich aufdecken,** kann aber Schüttelfrost auslösen. **Spärlicher Urin; Schwellungen und Ödem;** Entzündungen sehen aufgedunsen und mit Wasser gefüllt aus. Enge im Bauch mit Angst, daß etwas platzt.	Mund, Lippen und Haut **trocken. Schwitzen** > alles außer manchmal die Kopfschmerzen. **Berstende Kopfschmerzen mit Fieber** und gerötetem Gesicht; Frösteln kann in den Gliedmaßen beginnen, die blau werden, dann Kopfschmerzen. **Herpes** auf den Lippen; **klare, schleimige Absonderungen,** wäßrig oder wie Eiweiß.
Auffallende Symptome	Betroffen: rechte Seite oder Symptome von rechts nach links wandernd.	Verlangen nach kalten Getränken bei Schüttelfrost; Brennen in den Adern.
Psychische und allgemeine Symptome (s. a. Heilmittelbilder in Teil IV)	**Apathisch, jammernd, weinerlich, reizbar;** auch argwöhnisch oder eifersüchtig; völlige Apathie bei Hitze. Klaustrophobie. **Nervöse Ruhelosigkeit.** Linkisch, ungeschickt; sagt, daß er nicht krank ist. **Sich nicht entwickelnde oder unterdrückte Ausschläge.** *Pulsatilla* kann auf *Apis* folgen.	Periodisch. Unter Umständen hohes Fieber mit Delirium und ständigem Reden.

Mittel	Arsenicum album	Pulsatilla
Ursache und Einsetzen	Anstrengung; Hitze; Grippe, die sich hinzieht.	Nasse Füße; Grippe, die sich hinzieht.
Empfindungen	**Brennende Hitze** > **Wärme. Brennende Schmerzen** > **Wärme.** Brennen oder Gefühl wie Eis in den Adern; **anhaltendes** Fieber mit **völliger Apathie, Delirium.** Starker **Schüttelfrost** wechselt mit Hitze. Schüttelfrost, trockene Hitze, Schwitzen. Unregelmäßige Kälteschauder, Hitze, Schweißausbrüche. Schmerzende Knochen während der Kälteschauder; **Durst** auf heiße Getränke beim Frösteln, in **Schlucken bei Hitze, und großer Durst auf Kaltes** während des Schwitzens.	**Brennender Kopf;** anhaltendes Fieber, nachts sehr heiß; trockene Hitze. Ständiger **Wechsel:** Hitze, Frieren, Schwitzen, Schüttelfrost. Frieren um 16 Uhr, partiell; beginnt oft in Händen und Füßen mit Schmerzen in den Gliedmaßen; umherhuschendes Frösteln; **wandernde Schmerzen. Kein Durst** bei Fieber mit einem trockenen, fauligen Mund; unter Umständen Durst vor dem Schüttelfrost.
Modalitäten	< **Nachts,** 1–2 Uhr, **Kälte** außer Kopf, Zugluft, Aufdecken, Bewegung, Anstrengung. > **Wärme** außer Kopf, Gesellschaft.	< **Abends,** nachts, **Wärme in jeder Form, geschlossene Räume,** 16 Uhr Frieren; fette oder schwere Speisen; Husten durch Hinlegen. > **Kühle, frische Luft, leichte Bewegung,** Waschen, auf der schmerzenden Seite liegen, Husten durch Aufsetzen.
Begleitsymptome	Trockene Hitze; Schwitzen mit reichlichem **Durst** auf **kalte** Getränke, die Fieber und Schmerzen >, gefolgt von großer **Erschöpfung;** anhaltendes Schwitzen; äußerliche **Kälte;** eisige Kälte; Katarrhe; wundmachende Absonderungen.	Hitze und Lippen **trocken; heißer** Kopf, erweiterte Adern; **möchte sich aufdecken, frische Luft. Dicker, milder, gelbgrüner Auswurf;** oft irgendwelche **Magenbeschwerden;** belegte Zunge. Schwitzen kann reichlich oder einseitig sein; reichlicher Morgenschweiß.
Auffallende Symptome	Heiße, nadelstichartige Schmerzen, Brennen oder gefühlseisige Kälte in den Adern.	**Einseitigkeit** – Frieren, Hitze oder Schweiß.
Psychische und allgemeine Symptome (s. a. Heilmittelbilder in Teil IV)	Große **Unruhe; Sorge; Angst; Erschöpfung;** Ruhelosigkeit aus Angst; unverhältnismäßige **Schwäche; friert leicht;** möchte **Gesellschaft,** hat Angst vor dem Alleinsein. Besitzergreifend, herrisch und anspruchsvoll.	Freundliche, sanfte, **anhängliche, weinerliche, »knuddelige« Kinder; unbeständig;** nervös und zappelig; unter Umständen reizbar. Herzklopfen bei Angst, muß sich aufdecken. Sehen oft gut aus, auch wenn es ihnen nicht so geht.

Mittel	Bryonia	Gelsemium
Ursache und Einsetzen	Aufenthalt in Kälte, besonders bei gleichzeitigem Schwitzen; verletzte Gefühle. **Langsames** Einsetzen; morgens.	Erregung, Angst, Schock, Erwartungsspannung, schlechte Nachrichten; milde Winter, mildes Wetter, sich hinziehende Grippe.
Empfindungen	**Brennende Hitze, anhaltendes Fieber;** hohes Fieber, völlige Apathie, Delirium. **Hitze und Mund trocken. Starker Durst** auf große Mengen **kalter** Getränke in längeren Intervallen; innerliches Brennen in den Adern; Frösteln mit innerer Hitze; Schüttelfrost, Hitze, Schwitzen; möchte sich im allgemeinen aufdecken. Schmerzen huschen von hier nach da.	**Brennende Hitze. Völlige Apathie, benommen,** spricht, als wäre er im Delirium; anhaltendes Fieber; Hitze prickelt den Körper entlang; **Kälteschauder laufen die Wirbelsäule auf und ab;** Schüttelfrost, Hitze, Schwitzen; kalte Hände und Füße bei heißem Kopf. **Taubheit** und gestörte Empfindungen. **Kein** oder wenig **Durst.** Bei einer Grippe, die sich hinzieht – Frösteln und Hitze, nicht krank, nicht gesund, schwach und schwer.
Modalitäten	< 21 Uhr, abends, nachts, **Bewegung,** Erschütterung, **Wärme, Sonne,** Aufstehen, Geräusche, nach dem Essen. > **fester Druck, Ruhe, Kälte, frische Luft,** Schwitzen.	< Nachmittags, 10 Uhr und im Verlauf des Tages, niedriggelagerter Kopf. > **Stimulanzien** – Alkohol, Kaffee etc. Mit erhöhtem Kopf liegen, Schwitzen, Wasserlassen.
Begleit-symptome	**Allgemein schmerzhafter Körper;** Gelenkschmerzen, liegt ziemlich reglos; rechtsseitige Schmerzen > Liegen auf der schmerzenden Seite. Häufig **Kopfschmerzen,** > Reglosigkeit und Druck. Lippen und Mund heiß und trocken; weiße Zunge, Verstopfung, großer, harter und trockener Stuhl. Schwitzen bessert alle Beschwerden. Augen schmerzen. Schmerzhafte Aufblähung nach dem Essen.	**Dunkelrotes Gesicht mit lokaler Blutüberfülle. Herabsinken des Oberlids;** körperlich **sehr schwach.** Kopf und Rücken heiß, kalte Extremitäten; steifer, schmerzender Nacken und Rücken; **berstende Kopfschmerzen und Steifigkeit mit lokaler Blutüberfülle** von Nacken oder **Hinterkopf** zu Stirn und Augen; schmerzende Augen. Inkontinenz durch Lähmung des Schließmuskels. Schnupfen.
Auffallende Symptome	Einseitig. Brennen in den Adern.	Kopfschmerzen > reichliches Harnlassen.
Psychische und allgemeine Symptome (s. a. Heilmittelbilder in Teil IV)	**Bewegung** in jeder Form verschlechtert. **Extreme Reizbarkeit, möchte nicht gestört oder angesprochen werden oder sich bewegen.** Geistig träge, kann Heimweh haben. Schwindlig in warmen Räumen, schlaflos wenn stickig.	**Gefühl großer Schwere und Müdigkeit.** Benommen, schwach, dumpf und gleichgültig. Möchte allein gelassen werden; **zu müde,** um zu reden oder reizbar zu sein. So schwach und schwer, daß er einfach reglos liegt; **allmählich kommende Beschwerden mit lokaler Blutüberfülle.** Zittern, Lahmheitsgefühle, schwerfällig, unkoordiniert.

Mittel	*Ferrum phosphoricum*	*Rhus toxicodendron*
Ursache und Einsetzen	Überanstrengung. **Langsamer als** *Belladonna*.	**Überanstrengung;** Kälte und Nässe; (z. B. Kälteeinwirkung nach Sport), unterdrücktes Schwitzen. Einsetzen besonders nachts.
Empfindungen	Trockene Hitze; nicht so intensiv wie Belladonna. **Wacher.** Patienten registrieren, was um sie herum vorgeht, können bei Ermüdung teilnahmslos werden. Schüttelfrost um 16 Uhr, kann fehlen; Durst während des Fiebers. Taubheit von Teilen des Körpers.	**Trockene, brennende Hitze;** hohes, anhaltendes Fieber. Leichtes, anhaltendes Delirium mit schweren Träumen; Murmeln; große Hitze, dabei **ruhelos und trockene Zunge.** Schmerzen **wie wund und geprellt.** Gewöhnlich kälteempfindlich, **möchte sich nicht aufdecken,** fröstelt, sobald ein Körperteil der Luft ausgesetzt ist. Schüttelfrost kann fehlen, Hitze, Schwitzen; Kälte und kalter Schweiß an einzelnen Körperteilen bei innerer Hitze. **Durst** auf kalte Getränke oder Milch, die jedoch verschlechtern können.
Modalitäten	< **Kälte,** frische Luft, Aufdecken, Anstrengung, Stehen, Geräusche, saure Nahrungsmittel. > leichte Bewegung.	< **Abends, nachts. Kälte, Nässe, erste Bewegung** (schmerzt), im Schlaf, **Ruhe,** Überanstrengung. > **Wärme, anhaltende Bewegung,** Druck, Reiben, Schwitzen.
Begleitsymptome	**Heißer Kopf, kalte Extremitäten; heiß und rot; kreisförmige rote Flecken auf den Wangen; wird leicht rot und blaß;** Blutwallungen. Trockene Lippen; reichliches **Schwitzen,** das schwächt. Neigung zu Blutungen; blutige Absonderungen; **Nasenbluten** mit Fieber oder Kopfschmerzen. Schmerzhaftigkeit des Körpers, Rückenschmerzen.	**Gelenke, Muskeln, Sehnen u. Bänder geschwollen, steif u. schmerzhaft.** Trockener Mund, trockener wunder Hals; **Herpes auf den Lippen;** Schweiß kann reichlich sein; Schwitzen mit Hitze u. Schüttelfrost, kann die starken Schmerzen in den Knochen > vgl. *Eupatorium perfoliatum.* Rückenschmerzen > beim Liegen auf etwas Hartem. Juckende Hautausschläge u. Entzündungen.
Auffallende Symptome	Einseitig; rechte Seite.	**Dreieckig-rote Zungenspitze.** Gefühl von Hitze in den Adern.
Psychische und allgemeine Symptome (s. a. Heilmittelbilder in Teil IV)	**Rot, müde und leicht erschöpft; Blutungen.** Nicht so unruhig wie *Aconitum*, nicht so heftig wie *Belladonna*. Oft zu Beginn eines Fiebers von Nutzen, **wenn kein anderes Mittel klar angezeigt ist, wenn keine klar unterscheidbaren Charakteristika vorliegen.**	**Schmerzen > Bewegung; unruhig, ängstlich;** schlaflos u. reizbar; Angst < nachts. **Fühlt sich wund u. zerschlagen; alles schmerzt, reißende Schmerzen < Kälte.** Steif, lahm u. wie zerschlagen bei der ersten Bewegung, wird dann besser, aber wird müde u. ruht sich aus, wird dann wieder steif u. unruhig.

Mittel	Phosphorus	Eupatorium perfoliatum
Ursache und Einsetzen	Wetterwechsel (z. B. vor Gewittern). Geistige Anstrengung. Einsetzen oft nachts.	
Empfindungen	**Trockene, brennende Hitze. Brennende Schmerzen.** Gefühl, daß große Hitze den Rücken hinaufläuft. **Unstillbarer Durst auf kalte Getränke bei brennender Hitze. Kaltes** >. Erbricht warme Getränke. **Sinne überempfindlich** gegen alle Eindrücke – Geräusche, Licht, Gerüche, Berührung. Oft überwach; anhaltendes Fieber, völlige Apathie, Delirium.	Brennt überall vor Hitze, fühlt sich aber heißer an, als die Temperatur tatsächlich ist; **Schüttelfrost besonders 7–9 Uhr,** am Rücken; **großer Durst auf Eiskaltes,** das Magen und Schüttelfrost <. Starke Kopfschmerzen bei Schüttelfrost; im allgemeinen Schüttelfrost, Hitze, wenig Schwitzen.
Modalitäten	< Abends, auf der schmerzenden Seite liegen. > Kalte Getränke, kalte Speisen, Reiben, Schlafen, an der frischen Luft spazierengehen.	< **Bewegung,** schwitzen kann Kopfschmerzen <.
Begleit-Symptome	**Hitze und Mund trocken;** Schwitzen bei Hitzestadium. **Blutet leicht.** Unruhig und zappelig, später schwach und erschöpft.	**Starke Schmerzen in den Knochen, als ob sie gebrochen wären,** führen zu diesem Mittel. Während des Hitzestadiums wenig oder kein Schwitzen. Berstende Kopfschmerzen mit lokaler Blutüberfülle < Husten; **wagt sich vor Schmerzen nicht zu bewegen;** gerötetes Gesicht. Plötzlicher Schnupfen mit Niesen und roten Augen vor den Schmerzen; Augäpfel tun weh *(Bryonia, Gelsemium)*; trockener, hackender Husten; Magenverstimmung; kann Galle erbrechen.
Auffallende Symptome	< Liegen auf der linken Seite.	Durst auf Kaltes, aber Erbrechen unmittelbar darauf.
Psychische und allgemeine Symptome (s. a. Heilmittelbilder in Teil IV)	**Unruhiger, übererregter Zustand, der zu Schwäche und Erschöpfung führt.** Erschrickt leicht; kann viele Ängste haben; empfindliche Menschen, sie mögen Gesellschaft und schlafen oft auf der rechten Seite. Selten im Frühstadium einer akuten Krankheit angezeigt.	Ähnlich wie *Bryonia* oder *Phosphorus.* **Ausgeprägte Schmerzen in allen Knochen** mit **Schmerzhaftigkeit der Muskeln.** Wagt vor Schmerzen nicht, sich zu bewegen, **obwohl** die Schmerzen ihn ruhelos machen können. Bewegung bessert (im Gegensatz zu *Rhus toxicodendron*) nicht.

Mittel	Spongia	Hepar sulfuris
Ursache und Einsetzen	Anstrengung. **Eher langsames Einsetzen;** oft nach 12 Uhr und abends.	Kalter, trockener Wind.
Empfindungen	**Trockenheit;** Rauheit und **Trockenheit** der Schleimhäute; brennende Hitze mit äußerer Kälte; Schüttelfrost, Hitze, Schwitzen.	**Ausgeprägtes Frösteln durch die geringste Kälteeinwirkung, durch Aufdecken, auch einzelner Körperteile. Überempfindlich gegen** Berührung, Schmerz, Kälte; **Schmerzen wie von Splittern; Schmerzen < Kälte.** Brennende Hitze; stark; anhaltendes Fieber; Delirium; Durst während der Hitzephase; Schüttelfrost, Hitze, Schwitzen.
Modalitäten	< Hinlegen.	< Morgens und abends, **Kälte,** Druck, Bewegung, Anstrengung. > Wärme, feuchtes Wetter.
Begleitsymptome	Rauher, wunder Hals mit berührungsempfindlichem Kehlkopf wie *Phosphorus.* Krupp. Kein Schwitzen.	**Saure oder käsige, dickflüssige Absonderungen von üblem Geruch.** Tendenz zu Eiterung, Furunkeln, Geschwüren; Katarrhe; Krupp. Trockene Hitze bei schwitzigen Händen, wenn sie aus dem Bett gestreckt werden; schwitzt leicht während der Hitzephasen; schwitzt die ganze Nacht ohne Erleichterung.
Auffallende Symptome		
Psychische und allgemeine Symptome (s. a. Heilmittelbilder in Teil IV)	**Furcht, Angst** vor dem Tod; **Angst zu ersticken** mit Herzklopfen und Unbehagen in der Herzgegend. Ähnlich wie *Aconitum,* aber ohne die fiebrige Erregung. Auch Völlegefühl im Brustkorb; wacht plötzlich mit großer Angst auf.	**Reizbar und überempfindlich; unverhältnismäßig starkes Leiden;** wird ohnmächtig vor Schmerz. Heikle, empfindliche Menschen; unzufrieden, nichts gefällt, streitsüchtig, plötzliche starke Impulse.

Mittel	*Nux vomica*	*Pyrogenium*
Ursache und Einsetzen	Übermäßiger Genuß von Stimulanzien (Kaffee, Alkohol etc.); geistige Überanstrengung. Kalte, trockene Winde.	
Empfindungen	**Extremes Frösteln durch die geringste Kälteeinwirkung oder durch Aufdecken,** wie bei *Hepar sulfuris;* < geringste **Bewegung, Trinken; Schüttelfrostwellen,** beginnen oft an den Gliedmaßen oder im Rücken. Kurze, trockene Hitze, gefolgt von starker Hitze mit heißem Schwitzen; völlige Apathie; Delirium; manchmal durstig, Trinken kann aber Auftreibung verursachen.	**Fieber mit viel heftigem Pulsieren und großer Unruhe.** Frieren, das keine äußere Wärme lindern kann *(Nux vomica, Gelsemium).* Kriechende Schüttelfröste im Rücken mit laut pochendem Herzen; kleine Kälteschauder und geringes Zittern am ganzen Körper. Wund und zerschlagen, Bett wird als zu hart empfinden *(Arnica).*
Modalitäten	< Morgens, **trockene Kälte, frische Luft,** Aufdecken, Geräusche, Bewegung, schwere, anregende Speisen. > Abends, Schlafen, Sitzen, im Bett.	< Beginn einer Bewegung.
Begleitsymptome	**Sehr rotes Gesicht;** trockene Hitze oder Schwitzen während des Hitzestadiums, **oft zusammen mit einem verstimmten Magen.** Bei Schüttelfrost sind die Hände kalt und bläulichrot.	**Temperatur und Puls phasenverschoben,** d. h. hohe Temperatur mit relativ niedrigem Puls und umgekehrt. Puls kann **sehr schnell** sein. Berstende Kopfschmerzen bei starker Unruhe; Bett wird wegen des wunden, zerschlagenen Gefühls als hart empfunden. Reichlich Urinieren von klarem, wäßrigem Urin bei Fieber.
Auffallende Symptome		Temperatur und Puls stehen nicht in ihrem normalen Verhältnis zueinander.
Psychische und allgemeine Symptome (s. a. Heilmittelbilder in Teil IV)	**Überempfindlich, reizbar und leicht gekränkt;** kritisch, gehetzt, intolerant, impulsiv, **ungeduldig.**	

Mittel	Baptisia	China
Ursache und Einsetzen	Schnelles Einsetzen des Fiebers.	**Bei einer Grippe, die sich hinzieht.**
Empfindungen	Hohes Fieber. **Plötzliche septische Zustände. Fühlt sich zunächst benommen und schnell erschöpft.** Gefühl wie zerschlagen, zittrig, schwach.	**Anhaltende Schwäche mit Kälteempfindlichkeit.** Empfindlich gegen Berührung, Bewegung und kalte Luft. Durst, bevor der Schüttelfrost einsetzt; großer Durst beim Schwitzen.
Modalitäten		< Nachts, jeden zweiten Tag, Berührung, Bewegung, kalte Luft, Verlust von Körperflüssigkeiten.
Begleitsymptome	**Mattrotes Gesicht, trunkenes, berauschtes Aussehen;** dunkelrot, komatös; schläft während der Beantwortung von Fragen ein. **Mund** und Rachen **faulig;** Absonderungen **riechen sehr schlecht;** saurer Schweiß. Festes Essen reizt zum Würgen, aber Flüssigkeiten gehen problemlos herunter.	Müdigkeit der Glieder mit dem Wunsch, sich zu strecken, sich zu bewegen oder die Lage zu verändern.
Auffallende Symptome	Empfindung, als würden Körperteile nicht zum Körper gehören oder als ob sie verstreut wären. Fühlt sich zerstreut und bringt seine Gedanken nicht zusammen *(Pyrogenium).* Dumpfes Kopfweh, Gefühl, als ob der Kopf zu groß sei.	
Psychische und allgemeine Symptome (s. a. Heilmittelbilder in Teil IV)	Fällt schnell in einen benommenen, teilnahmslosen, **apathischen** Zustand; **große Erschöpfung.**	Anämisch, bleich, schwach.

Mittel	Coffea	Hyoscyamus
Ursache und Einsetzen		
Empfindungen	Trockene Hitze nachts mit Delirium. Starke Hitze, **Frösteln** im Rücken mit trockener Hitze im Bett; Zittern, äußere Hitze; Gefühl der Hitze im Bett, möchte sich aber nicht aufdecken; Kälteempfindlich abends oder nachts; Schüttelfrost, Hitze, Schwitzen.	**Anhaltendes Fieber;** sehr hohes Fieber; **Apathie, völlige Teilnahmslosigkeit;** Delirium, Zuckungen; trockene Hitze, brennende Hitze mit Schlaflosigkeit; abwechselnd Schüttelfrost und Hitze; Schüttelfrost, dann Schwitzen; Brennen in den Adern.
Modalitäten	< Warm zudecken.	< Im Bett.
Begleitsymptome		Kein Schwitzen; erweiterte Adern; warme, blasse Haut.
Auffallende Symptome		Brennen in den Adern.
Psychische und allgemeine Symptome (s. a. Heilmittelbilder in Teil IV)	Weint leicht.	

Mittel	Mercurius cyanatus
Ursache und Einsetzen	Schnelles Einsetzen. Nachts.
Empfindungen	**Eisige Kälte;** sehr kälteempfindlich; sehr kalte Gliedmaßen. **Wund und schmerzhaft.**
Modalitäten	< Abends.
Begleit-symptome	**Kälte;** Haut kalt und feucht; **Zittern; Eiterung und Geschwürbildung.** Beschwerden in Mund, Hals und Rachen; **Mandelentzündung** mit dickem weißem Belag auf den Mandeln; Geschwürbildung und Roheit.
Auffallende Symptome	
Psychische und allgemeine Symptome (s. a. Heilmittelbilder in Teil IV)	**Frühe, schnelle und extreme Erschöpfung.**

Auch *Dulcamara* und *Euphrasia* können in Frage kommen; siehe die entsprechenden Heilmittelbilder in Teil IV.

Fieber: Wann Sie Hilfe suchen sollten

Dringend, jetzt sofort!
- Wenn das Fieber sehr hoch ist – ungefähr 41,1 °C oder mehr, bei jedem Patienten.
- Bei jedem Fieber bei Säuglingen unter 4 Monaten. Sie können aufhören, Nahrung zu sich zu nehmen, und schnell sehr krank werden. Je lethargischer, schwächer und kränker der Säugling ist, desto dringender ist fachkundige Hilfe erforderlich. Notfalls müssen Sie Ihr Baby in die Praxis Ihres Arztes bzw. Heilpraktikers oder sogar ins Krankenhaus bringen. Tun Sie das, was notwendig ist, damit ein sehr kranker Säugling von einem Experten untersucht wird.
- Wenn das Bewußtseinsniveau des Patienten beeinträchtigt ist: Benommenheit, Verwirrtheit, Lethargie und Teilnahmslosigkeit.
- Bei Anfällen oder Krämpfen.
- Wenn der Nacken steif wird.
- Wenn der Atem sehr schnell oder mühsam geht.
- Sehen Sie sich den ganzen Patienten an, und fragen Sie sich: »Wie krank ist er?« Wenn die Antwort »sehr« ist, dann suchen Sie Hilfe, auch wenn keins der obengenannten Kriterien zutrifft. Bei einem kleinen Kind wird die Mutter oft einfach wissen, daß etwas Ernsthaftes vorliegt; sie sollte diesem Wissen vertrauen und entsprechend handeln.

Innerhalb von 24 Stunden
- Wenn das Fieber dauernd über 40 °C ist und auf die folgenden Maßnahmen nicht reagiert:
  1. homöopathische Behandlung,
  2. ein Fenster öffnen und die Temperatur im Raum kühl, aber nicht kalt halten,
  3. zudecken mit nur einer Decke,
  4. abwischen des ganzen Körpers mit einem lauwarmen Schwamm oder Tuch. Benutzen Sie kein kaltes Wasser.
- Wenn Kinder von 4 bis 6 Monaten Fieber und ältere Kinder anhaltendes Fieber haben. Grobe Richtlinie: Wenn ein Fieber bei einem Kind unter 2 Jahren länger als ein oder zwei Tage andauert, sollten Sie Hilfe suchen.

- Je älter das Kind ist, desto länger können Sie warten, solange keine anderen Anzeichen für eine ernsthafte Erkrankung vorliegen.
- Denken Sie daran, reichlich klare Flüssigkeit zu trinken zu geben – Wasser und Fruchtsäfte. Säuglinge, die gestillt werden, werden häufigere Mahlzeiten verlangen und können zusätzlich Wasser und Fruchtsaft bekommen. Feste Nahrung ist für jeden, der akutes Fieber hat, nicht notwendig und wird im allgemeinen sowieso abgelehnt (siehe auch das Kapitel »§ 9 Bauchbeschwerden«).

Konsultieren Sie gegebenenfalls andere Kapitel.

§ 4 Kopfschmerzen

Mittel	Belladonna	Natrium muriaticum
Ursache und Einsetzen	Wenn der Kopf Kälte ausgesetzt war, so auch nach dem Haareschneiden. Unterdrückter Schnupfen. **Plötzliches und heftiges Einsetzen.**	Trauer, Erniedrigung, Anstrengung der Augen. Einsetzen beim Aufwachen, 10–11 Uhr.
Sitz		Vor allem rechtes Auge. Hinterkopf und die Wirbelsäule hinunter.
Empfindungen	**Pulsierende, berstende,** hämmernde Schmerzen. **Brennende,** reißende, schießende, durchdringende Schmerzen. Gefühl, als würde das Gehirn auf- und abwogen. Schwerer Kopf – so schlimm, daß der Patient den Kopf rollt, obwohl Bewegung <.	Schreckliches **Bersten, Drücken, Pulsieren,** Hämmern, wie in einem Schraubstock, krachend. **Periodisch.** Muß ins Bett gehen und sich völlig reglos verhalten.
Modalitäten	< Erschütterung, Bewegung, Gehen, Berührung, Kälte und Zugluft, Aufdecken, Licht, Aufstehen, den Kopf nach vorne beugen, Bücken, Geräusche, Liegen. > Druck auf den Kopf, den Kopf nach hinten ziehen.	< 10–11 Uhr, Geräusche. > Schlafen, Schwitzen.
Kopf und Gesicht	**Lokale Blutüberfülle, heißer Kopf. Rötung und Schwellung.**	
Begleitsymptome	Schwindel beim Bewegen des Kopfes, < Bücken. Erweiterte Pupillen. Blutandrang zum Kopf.	Unter Umständen vor den Kopfschmerzen Zickzacklinien und zuckende Lider vor den Augen. **Trockene Schleimhäute.**
Auffallende Symptome		Riß in der Mitte der Unterlippe.
Psychische und allgemeine Symptome (s. a. Heilmittelbilder in Teil IV)	Rucken und Zucken.	Kann weinerlich sein, läßt es andere aber nicht merken. Wut durch Isolation.

Mittel	*Arsenicum album*	*Sulfur*
Ursache und Einsetzen	Anstrengung, Erregung, Erhitzung. Einsetzen oft 13–15 Uhr.	Auslassen von Mahlzeiten.
Sitz	**Stirn und Hinterkopf.**	
Empfindungen	Schlimme Kopfschmerzen mit Übelkeit. **Pochen und Brennen, Schmerzwellen.** Lokale Blutüberfülle, Gehirn fühlt sich lose an. **Periodisch, sehr kälteempfindlich; zieht sich warm an,** möchte aber den Kopf kalt haben. Neuralgische Schmerzen brauchen jedoch Wärme.	Kopfschmerzen mit Übelkeit. **Pochend,** drückend, **brennend. Hitze auf dem Scheitel > Kälte.** Periodisch, alle 7 Tage. Kopf ist empfindlich. Brennen in Handflächen und Fußsohlen. Schwerer Kopf. Gefühl der Einschnürung.
Modalitäten	Lokale Blutüberfülle < **Wärme,** Licht, Bewegung, Erschütterung, Geräusche, 1–2 Uhr. > Kälte, kalte Luft oder Wasser, Hinlegen in einem dunklen Raum.	< **12 und 24 Uhr,** Bücken, Erschütterung, Licht, nach dem Essen, kalte Getränke, Bewegung. > Warme Räume und Anwendungen, warme Getränke, unbedeckter Kopf.
Kopf und Gesicht	**Lokale Blutüberfülle. Heißer Kopf.** Manchmal Kopf in ständiger Bewegung.	**Ausgeprägte lokale Blutüberfülle.** Rotes, geschwollenes Gesicht.
Begleitsymptome	Im allgemeinen Übelkeit und Erbrechen. Kopfschmerzen mit Fieber.	Übelkeit und Erbrechen von Galle. Rote Augen mit Tränen, rotes Gesicht. Zuckende Lichter vor den Kopfschmerzen.
Auffallende Symptome		
Psychische und allgemeine Symptome (s. a. Heilmittelbilder in Teil IV)	Im allgemeinen kälteempfindlich und > Wärme, aber Kopf > Kälte. **Angst, Unruhe, Erschöpfung, Blässe.**	Fühlt sich teilnahmslos und benommen, **apathisch.** Hungrig um 11 Uhr. Juckende Haut < Hitze. Haßt es zu stehen.

Mittel	*Nux vomica*	*Pulsatilla*
Ursache und Einsetzen	Stimulanzien, Überanstrengung, Aufbleiben nachts, Schwitzen.	Zuviel essen, Eiscreme, vor der Menstruation.
Sitz		Einseitig. Oft Seiten und Schläfen.
Empfindungen	**Spannungsschmerzen, ziehend.** Bohrend, reißend, brennend, stechend. Neuralgische Schmerzen. Wird ohnmächtig vor Schmerz und weint. Gefühl eines großen Gewichts auf dem Scheitel.	**Pochende, einschnürende** Kopfschmerzen mit **lokaler Blutüberfülle.** Periodisch. Kein Durst.
Modalitäten	< Wärme, nach dem Essen, Aufstehen, frische Luft, die Augen bewegen. > Völlige Ruhe, Zudecken.	< **Wärme, Liegen und ruhig Sitzen.** Bewegung der Augen, Bücken. > **Kälte,** kalte Anwendungen, **frische Luft** etc. Langsame Bewegung in der frischen Luft, Druck, Menstruation.
Kopf und Gesicht		Heißer Kopf.
Begleitsymptome	Rückenschmerzen < Hinlegen, muß aufstehen und herumgehen. Schmerzen mit Übelkeit und saurem Erbrechen. Leichtes Schwitzen und geringstes Frösteln oder Zugluft verursachen Kopfschmerzen mit Schnupfen.	Saure Nahrung verursacht Erbrechen. Mit Menstruation oder unterdrückter Menstruation.
Auffallende Symptome		
Psychische und allgemeine Symptome (s. a. Heilmittelbilder in Teil IV)	Im allgemeinen kälteempfindlich und > Wärme, außer Kopf. Magen- oder Leberprobleme; Hämorrhoiden. Reizbar, überempfindlich, leicht gekränkt.	**Weinerlich, anhänglich und wechselhaft.**

Mittel	*Ferrum phosphoricum*	*Gelsemium*
Ursache und Einsetzen		**Kälte,** Angst, Verlegenheit. **Langsames Einsetzen.**
Sitz	**Stirn bis Hinterkopf, besonders rechte Seite.** Scheitel, Seiten.	Vor allem **Hinterkopf.**
Empfindungen	**Blindmachende, katarrhalische, berstende, hämmernde, pressende, bohrende Schmerzen.** Stechen. **Scheitel kälteempfindlich. Kopf fühlt sich kalt oder heiß an.**	**Hämmernde, pulsierende** Schmerzen **mit lokaler Blutüberfülle. Neuralgische** Kopfschmerzen an den Schläfen, über den Augen, mit Übelkeit und Erbrechen.
Modalitäten	< Einhüllen, Bewegung, Erschütterung, Gehen, Husten, Licht, Geräusche. > **Kalte Luft** oder Anwendungen. **Hinlegen** (ist oft dazu gezwungen), **Druck.**	< **Bewegung** (ist möglich, zu **müde,** kann nicht aufstehen). Neuralgie < Erbrechen. > Mit hochgelagertem Kopf und ziemlich reglos im Bett liegen, reichliches Wasserlassen. Schwitzen.
Kopf und Gesicht	**Hitzewallungen und rotes Gesicht, kann mit Blässe wechseln.** Kopf heiß und voll. Füße kalt.	**Lokale Blutüberfülle. Gesicht rot und dunkel.** Augen glasig, Pupillen erweitert.
Begleitsymptome	Schwindel, Schnupfen, Erbrechen oder schmerzhafte Kopfhaut.	Magen-Darm-Katarrh, spärlicher Urin, Übelkeit, Zittern, glasige Augen, kalte Extremitäten.
Auffallende Symptome	Heißer, voller Kopf; Stirnkopfschmerz > Nasenbluten.	
Psychische und allgemeine Symptome (s. a. Heilmittelbilder in Teil IV)	Dunkle Ringe unter den Augen; blasses Aussehen; Rötung der Wangen.	**Große Erschöpfung;** große Müdigkeit und Schwäche; schwere Glieder.

Mittel	Bryonia	Lachesis
Ursache und Einsetzen	**Kälte;** in kaltem Wasser waschen bei gleichzeitigem Schwitzen. **Langsames Einsetzen.**	**Beim Aufwachen.** Durch Sonne, im Frühling.
Sitz	Stirn und Hinterkopf.	**Linke Seite oder von links nach rechts.**
Empfindungen	**Berstender Druckschmerz > Druck, als ob der Schädel aufbrechen würde.** Völle und Schwere. Pochen bei Bewegung. Schneidende, stechende Schmerzen über den Augen. Erwacht mit drückenden Kopfschmerzen. **Durstig und trocken.**	**Berstende, pulsierende Schmerzen. Gefühl von Gewicht und Druck.** Druck und Brennen über dem Scheitel. Pochende **Schmerzwellen.** Sinne sind überempfindlich. Drückende Schmerzen. Schläft in Kopfschmerzen hinein.
Modalitäten	**< Geringste Bewegung,** jede Anstrengung. **Warmer und stickiger Raum.** Aufsetzen, Licht, nach dem Essen, Husten. **> In einem dunklen Raum reglos liegen.** Neuralgie unter Umständen > Wärme.	**< Beim Einschlafen, beim Aufwachen,** Berührung, Wärme, Geräusche. **> Fester Druck,** Einsetzen einer Absonderung.
Kopf und Gesicht	Heißer Kopf. Wie berauscht, fleckig, bläulichrot.	**Kopf mit lokaler Blutüberfülle.** Fleckiges, bläulichrotes Gesicht. Manchmal blasses Gesicht.
Begleitsymptome	Kopfschmerzen **bei jeder akuten Krankheit.** Gerötete Augen mit lokaler Blutüberfülle, schmerzhafte Augäpfel. Oft Nasenbluten bei Kopfschmerzen.	Schwindel, Übelkeit und Erbrechen. Schwacher Puls. Verschwommenes Sehen, Flackern, Nachlassen des Sehvermögens.
Auffallende Symptome	Übelkeit und Schwäche beim Aufstehen.	
Psychische und allgemeine Symptome (s. a. Heilmittelbilder in Teil IV)	**Gefühl der Zerschlagenheit am ganzen Körper; reizbar.** Muß absolut **reglos** bleiben; schwerfälliger Verstand, langsam, träge, passiv. Kopfschmerzen gehen oft anderen Beschwerden voraus.	Kann die Berührung der Kleider auf der Haut nicht ertragen; Geschwätzigkeit.

Mittel	*Lycopodium*	*Spigelia*
Ursache und Einsetzen	Verkühlung; Hunger; unterdrückter Katarrh.	Verkühlung; Kopfschmerzen durch Sonne. Einsetzen bei Sonnenaufgang.
Sitz		**Vom Hinterkopf bis über die Augen, besonders linkes** Auge, das tränt.
Empfindungen	**Pochende, pressende, berstende Schmerzen.** Heißer Kopf, möchte, daß er unbedeckt ist; kalte Extremitäten.	**Starke Schmerzen; schießend, brennend, pulsierend, reißend, durchdringend und stechend. Neuralgische Schmerzen.** Schmerz beim Bewegen der Augen, unerträglich. Schmerzen steigen und fallen mit der Sonne.
Modalitäten	< 16–20 Uhr; **Wärme;** warme Decken; Hinlegen; Geräusche. > **Kühle Luft;** Bewegung; Wiederauftreten eines dicken gelben Nasensekrets.	< **Tagsüber; Bewegung,** sogar geistige Anstrengung; Essen; Geräusche, Wärme; kalte, feuchte, regnerische Tage; Augen < Berührung. > Hinlegen mit hochgelagertem Kopf; Ausruhen; trockene Luft.
Kopf und Gesicht		
Begleitsymptome	Hunger mit Kopfschmerzen.	**Schwindel,** Nach-unten-Schauen verwirrt. Herzklopfen. Nacken und Schultern steif, > Wärme.
Auffallende Symptome		Augen fühlen sich bei den Schmerzen an, als wären sie zu groß, unerträglich.
Psychische und allgemeine Symptome (s. a. Heilmittelbilder in Teil IV)	Ein kälteempfindlicher Mensch, der aber kühle, frische Luft für den Kopf möchte. Nervöse Erregung und Erschöpfung.	

Mittel	*Iris versicolor*	*Sanguinaria*
Ursache und Einsetzen	Nach Entspannung von einer geistigen Anstrengung.	Sonne; übermäßiger Verzehr von schweren Speisen, zuviel Wein.
Sitz	Stirn; rechte Schläfe.	**Hinterkopf bis über das rechte Auge oder** die rechte Schläfe; **rechte** Seite.
Empfindungen	**Kopfschmerzen mit Übelkeit.** Beginnen im allgemeinen mit einem **Fleck vor den Augen.** Brennen von der Zunge nach unten zum Magen mit Übelkeit und Erbrechen. Periodisch alle 4 oder 6 Wochen. Kopfhaut fühlt sich wie eingeschnürt an.	Kopfschmerzen mit Übelkeit; Kopfschmerzen durch Sonne. Gefühl, als würde der Kopf bersten und die Augen herausgepreßt. Handflächen und Fußsohlen heiß, brennend. Heiße, berstende Kopfschmerzen mit lokaler Blutüberfülle. Periodisch, jeden 7. oder 3. Tag.
Modalitäten	< Ruhe.	< tagsüber, Schmerzen steigen und fallen mit der Sonne; Licht; Bewegung; Geräusche; nachts.
Kopf und Gesicht		
Begleit-symptome	**Übelkeit und saures Erbrechen.** Reichliche Sekretion von dickflüssigem Speichel. Wäßrige Stühle verursachen Brennen am After.	Übelkeit und Erbrechen, gallenartiges Erbrechen; Schwächegefühl, aber kein Hunger; Frösteln; brennende Handflächen und Fußsohlen; kreisförmige Rötung der Wangen.
Auffallende Symptome		
Psychische und allgemeine Symptome (s. a. Heilmittelbilder in Teil IV)	**Auch *Aconitum, Allium cepa, Calcium carbonicum, Eupatorium perfoliatum, Euphrasia, Ipecacuanha, Kalium bichromicum, Kalium carbonicum, Mercuris solubilis,***	***Phosphorus, Rhus toxicodendron, Silicea* und *Spongia* können in Frage kommen; siehe die entsprechenden Heilmittelbilder in Teil IV.**

Kopfschmerzen: Wann Sie Hilfe suchen sollten

Dringend, jetzt sofort!
- Wenn das Bewußtsein beeinträchtigt ist: Benommenheit, Verwirrtheit etc.
- Bei allen schweren, unerwarteten Kopfschmerzen.
- Bei Steifheit des Nackens und/oder hohem Fieber (über ca. 40 °C) und/oder Lichtunverträglichkeit.
- Wenn die Kopfschmerzen einer Kopfverletzung folgen, besonders bei Benommenheit oder Erbrechen (siehe § 22 über Erste Hilfe.)

Innerhalb von 24 Stunden
- Bei Kopfschmerzen mit Symptomen, die andere Teile des Nervensystems einbeziehen, wie Störungen der Empfindungen, besonders Sehvermögen und Gleichgewicht, oder Störungen der Fähigkeit, eine Bewegung in Gang zu setzen, wie Sprechschwierigkeiten oder Schwäche.
- Wenn auch leichte Kopfschmerzen ohne Anzeichen einer Besserung mehrere Tage anhalten.

§ 5 Augenbeschwerden

Mittel	Aconitum	Belladonna
Ursache und Einsetzen	**Kälte**, besonders **kalte, trockene Winde. Plötzlich und heftig.**	**Kälte. Plötzliches Einsetzen.**
Sitz		**Rechts.**
Empfindungen und Aussehen	**Starke Schmerzen, brennend; lokale Blutüberfülle; ausgeprägte und schnelle Schwellung;** hellrot.	**Starke brennende Hitze; Trockenheit; Pochen. Hellrot oder später dunkel; Schwellung.**
Modalitäten	**< Licht.**	< 15 Uhr und nachts, **Bewegung, Erschütterung, Licht,** Druck, Kälte. > Ruhe.
Absonderungen	Kein oder wenig wäßriger Schleim; **nie dick oder eitrig.**	**Kein Eiter.**
Begleitsymptome	Zusammengezogene Pupillen; trocken und durstig.	Heißer Kopf, kalte Füße; Trockenheit, kann sehr durstig sein, oft kein Durst.
Auffallende Symptome		
Psychische und allgemeine Symptome (s. a. Heilmittelbilder in Teil IV)	Unruhe, Besorgnis, Angst; nervöse Erregung, Heftigkeit etc.	Kein länger andauernder Zustand; kurz und heftig.

Mittel	*Apis mellifica*	*Pulsatilla*
Ursache und Einsetzen	Emotionale Anspannung, Eifersucht, Wucht. **Schnelles Einsetzen.**	
Sitz	Von rechts nach links.	
Empfindungen und Aussehen	**Brennende und stechende Schmerzen; Entzündungen;** Adern mit lokaler Blutüberfülle; Lichtunverträglichkeit; Entzündung der Regenbogenhaut. **Schwellung, Ödem** der Lider und der Bindehaut.	Wund und juckend; Lider. **Kein Durst,** aber trockener Mund. Bindehautentzündung mit gelblichweißen Stippchen.
Modalitäten	< **Wärme** in jeder Form. > **Kälte in jeder Form, Waschen.**	< **Wärme** in jeder Form. > Waschen mit **kaltem oder lauwarmem Wasser,** leichte Bewegung.
Absonderungen	Reichlicher Tränenfluß.	**Dick, reichlich, gelb/grün, mild.**
Begleitsymptome	Ausschläge, oft trocken und rauh; möglicherweise spärlicher Urin.	
Auffallende Symptome	Schwellung kann schnell kommen und gehen.	
Psychische und allgemeine Symptome (s. a. Heilmittelbilder in Teil IV)		Erkältungen gehen zu den Augen; immer wieder Gerstenkörner. Ein anhängliches, wimmerndes, weinerliches Kind; Verlangen nach frischer Luft.

Mittel	Argentum nitricum	Sulfur
Ursache und Einsetzen		Erkältungen.
Sitz		
Empfindungen und Aussehen	**Lichtunverträglichkeit. Schwellung und Rötung;** Anschwellen der Lider, der Bindehaut; Geschwürbildung.	**Brennende Hitze.** Rot und wund um die Augen herum; Geschwüre auf den Lidern.
Modalitäten	**< Warmer Raum.** **> Kalte Anwendungen.**	< 12 oder 24 Uhr. **Das Auge waschen oder baden,** Wärme.
Absonderungen	Reichlich, eitrig.	Schleim und Eiter.
Begleitsymptome		Juckende Haut < Wärme; Ausschläge im Gesicht.
Auffallende Symptome		
Psychische und allgemeine Symptome (s. a. Heilmittelbilder in Teil IV)	Verlangen nach kalter, frischer Luft.	Jede Erkältung setzt sich in den Augen fest.

Mittel	Mercurius solubilis	Rhus toxicodendron
Ursache und Einsetzen	Erkältungen.	Kalter, feuchter Wind; unterdrücktes Schwitzen.
Sitz		
Empfindungen und Aussehen	**Lichtunverträglichkeit; brennende und reißende Schmerzen;** Nebel oder Schleier vor den Augen. Entzündung der Lider, der Bindehaut; **Schwellung;** Augen krampfartig verschlossen; Geschwüre.	**Wund, wie zerschlagen;** Lichtunverträglichkeit; Entzündung der Regenbogenhaut. **Schwellung** der Bindehaut. Augen oder Lider durch sie geschlossen; gerötete Lider.
Modalitäten	< Nachts. **Wärme, Kälte**, Zugluft, Schwitzen.	< Morgens, **Kälte,** den Augapfel bewegen. > **Wärme.**
Absonderungen	**Reichlicher scharfer Tränenfluß; grüne oder gelbe Absonderung; übelriechend.**	Reichliche, eitrige, schleimige Absonderung; verklebte Lider morgens.
Begleitsymptome	Vergrößerte Drüsen; übler Geruch, stinkender Mund mit schlaffer Zunge und schwammigem Zahnfleisch; reichlicher Speichelfluß.	Ausschläge, besonders wenn mit Bläschen.
Auffallende Symptome	Metallischer Geschmack.	
Psychische und allgemeine Symptome (s. a. Heilmittelbilder in Teil IV)	Jede Erkältung setzt sich in den Augen fest.	Rheumatische Gelenke, Unruhe und Fieber.

Mittel	Silicea	Euphrasia
Ursache und Einsetzen	Kaltes, feuchtes Wetter. Verletzung oder Fremdkörper.	
Sitz		
Empfindungen und Aussehen	**Lichtunverträglichkeit; Brennen und Stechen.** Eitern der Lidränder; Augen entzündet durch Verletzung oder Fremdkörper (nachdem dieser entfernt wurde).	Schneidende Schmerzen, die sich auf den Kopf ausdehnen; Druck wie von Sand in den Augen; Trockenheit; brennendes, beißendes, heftiges Jucken, Zwang sich zu reiben. **Anschwellen** von Bindehaut und Lidern, rot entzündet und wund.
Modalitäten		< Frische Luft, Wind, Licht.
Absonderungen	Dünn, wäßrig, reichlich; dick, gelb, blutig.	**Reichlich, beißend, wäßrig;** Absonderung aus den Augen kann eitrig sein; Tendenz, klebrigen Schleim auf der Hornhaut anzusammeln, der durch Blinzeln entfernt wird.
Begleitsymptome		**Milder Fließschnupfen bei Erkältung;** < nachts hinlegen. Pochende, katarrhalische Kopfschmerzen; Husten < tagsüber, > nachts.
Auffallende Symptome		
Psychische und allgemeine Symptome (s. a. Heilmittelbilder in Teil IV)		Friert leicht; Schüttelfrost, Fieber, Schwitzen; Fieber meist tagsüber.

Mittel	*Arsenicum album*	*Bryonia*
Ursache und Einsetzen		Kälte; kalter, trockener Wind; unterdrücktes Schwitzen.
Sitz		
Empfindungen und Aussehen	**Brennen.** Unter Umständen Schwellung, Tasche unter den Augen mit Ödem; Geschwürbildung.	Stechend, brennend und heftig; Druckschmerz; Wundschmerz, **kann es nicht ertragen, berührt zu werden.** Geschwollene Lider; rote Bindehaut, erweiterte Venen.
Modalitäten	< Kaltes Waschen oder Wärme (Brennen).	< Oft 21 Uhr, **Bewegen der Augäpfel,** Wärme, Licht. > Kälte.
Absonderungen	**Beißend.** Dünn, blutig und wird allmählich dick und blutig.	Wäßrig.
Begleit-Symptome		Im allgemeinen **Kopfschmerzen;** Schnupfen, Niesen; wenn die Gelenkschmerzen zu den Augen gegangen sind, Entzündung der Regenbogenhaut etc.
Auffallende Symptome	**Brennen > Wärme.**	
Psychische und allgemeine Symptome (s. a. Heilmittelbilder in Teil IV)	**Unruhig, friert leicht, ängstlich,** fühlt sich unverhältnismäßig elend und schwach; Durst auf eiskaltes Wasser, wenig und oft, in Schlucken.	**Durstig,** trocken, reizbar und möchte allein sein.

Mittel	*Hepar sulfuris*
Ursache und Einsetzen	**Kalter, trockener Wind.**
Sitz	
Empfindungen und Aussehen	**Überempfindlich** gegen Schmerzen, Berührung und **Luft;** bohrende Schmerzen mit Wundheitsgefühl.
Modalitäten	< **Kälte und Trockenheit,** Berührung, Druck. > **Wärme,** Feuchtigkeit.
Absonderungen	Dick, eitrig, übelriechend, käsig; blutige katarrhalische Absonderung.
Begleitsymptome	
Auffallende Symptome	
Psychische und allgemeine Symptome (s. a. Heilmittelbilder in Teil IV)	**Leicht frierender, überempfindlicher und reizbarer** Patient.

Auch *Allium cepa* und *Natrium muriaticum* können in Frage kommen; siehe die entsprechenden Heilmittelbilder in Teil IV.

Augen: Wann Sie Hilfe suchen sollten

Dringend, jetzt sofort!
- Bei jeder Verschlimmerung oder bei Verlust der Sehkaft.
- Wenn die Augenschmerzen sehr stark sind.
- Wenn das Auge durch einen Fremdkörper oder einen chemischen Stoff beschädigt wurde. Waschen Sie flüssige Reizstoffe sofort aus, im allgemeinen mit reichlich sauberem Wasser, und suchen Sie unverzüglich Hilfe.

Innerhalb von 24 Stunden
- Wenn aus dem Auge eine dicke gelbe oder grüne Absonderung kommt.
- Wenn starke Augenschmerzen andauern.
- Wenn helles Licht starke Schmerzen verursacht, vor allem wenn das Auge besonders um die Iris herum rot ist oder die Pupille Unregelmäßigkeiten zeigt und auf Änderungen des Lichts nicht normal reagiert.
- Wenn ein Ausschlag, etwa Herpes, oder ein Entzündung im Gesicht nahe am Auge auftreten oder dieses irgendwie beeinträchtigen.

Konsultieren Sie gegebenenfalls andere Kapitel.

§ 6 Ohrenschmerzen

Mittel	Aconitum	Belladonna
Ursache und Einsetzen	Kälte; kalter, trockener Wind. **Plötzlich und heftig.**	**Kälte;** wenn der Kopf der Kälte ausgesetzt war, auch nach dem Haareschneiden; Zugluft. **Plötzliches Einsetzen.**
Sitz		**Rechte Seite.**
Empfindungen	Starke, pochende, schneidende, stechende, brennende, reißende Schmerzen; Kind schreit vor Schmerzen.	**Starke pochende und brennende Schmerzen.**
Modalitäten	< **Geräusche,** sind unerträglich; zudecken und ein warmer Raum.	< 15 Uhr, nachts, **Erschütterung,** Bewegung, Berührung, Kälte. > Wärme, Reglosigkeit.
Absonderungen	**Kein Eiter.** Dieses Mittel kommt zu Beginn einer Infektion.	**Kein Eiter.** Dieses Mittel kommt wie *Aconitum* früh.
Begleitsymptome	**Fieber; Durst und Trockenheit;** Gesicht mit lokaler Blutüberfülle.	Hellrot; **trockenes heftiges Fieber; hohes Fieber;** Durst und Trockenheit, möglicherweise aber auch kein Durst; heißer Kopf und kalte Füße.
Auffallende Symptome		
Psychische und allgemeine Symptome (s. a. Heilmittelbilder in Teil IV)	Muß getragen werden. **Sinne sind überempfindlich;** Reizbarkeit; Unruhe etc.	Unter Umständen Delirium, Benommenheit, Zucken und Zusammenfahren etc.

Mittel	Ferrum phosphoricum	Pulsatilla
Ursache und Einsetzen	Kälte, Halsschmerzen sind zum Ohr übergegangen.	Nach Ausschlägen wie bei Masern, Scharlach etc.
Sitz		
Empfindungen	Tiefer, ziehender Schmerz; stechend; juckt; hört Geräusche.	Schmerzen mit Frieren, aber trotzdem Verlangen nach frischer Luft. Schwerhörigkeit; Geräusche. **Trockenheit ohne Durst;** schlechter Geschmack morgens.
Modalitäten	< Geräusche, Anstrengung, frische Luft, Erschütterung. > Leichte Bewegung.	< **Abends, nachts, Wärme,** Ruhe. > Langsame Bewegung, auf der schmerzenden Seite liegen.
Absonderungen	**Eiterbildung;** eitrige Absonderung.	**Dick, gelb/grün, mild, eitrig;** manchmal blutig.
Begleitsymptome	Kalte Extremitäten, oder überall heiß; Katarrh der Eustachischen Röhre; Ohrspeicheldrüse schmerzhaft und geschwollen.	
Auffallende Symptome		
Psychische und allgemeine Symptome (s. a. Heilmittelbilder in Teil IV)	**Wird leicht rot oder blaß;** Unwohlsein, wenig Fieber; durstig.	**Bemitleidenswert weinerlich, anhänglich, widerspenstig und nie zufrieden; wechselhaft** etc.

Mittel	Silicea	Sulfur
Ursache und Einsetzen	Feuchtes, kaltes Wetter; unterdrücktes Schwitzen.	Erkältungen.
Sitz		
Empfindungen	Katarrh der Eustachischen Röhre; Schwerhörigkeit; Zischen und Brausen; Hörvermögen kehrt mit einem Knacken zurück; unter Umständen kälteempfindlich.	**Brennende, stechende Schmerzen.** Merkwürdige Geräusche; schließlich Schwerhörigkeit; Kopf mit lokaler Blutüberfülle und Verlangen nach frischer Luft.
Modalitäten		< 12 und 24 Uhr, **Waschen,** Wärme.
Absonderungen	Übelriechend, dick, gelb; übelriechend, wäßrig, klumpig.	Reichlich, **übelriechend,** eitrig, blutig. Beißend und brennend.
Begleitsymptome	Schwitzen im oberen Bereich des Körpers oder am Kopf; übelriechender Schweiß.	Ausschläge mit Jucken < Hitze und Wasser. Gesicht mit lokaler Blutüberfülle.
Auffallende Symptome		
Psychische und allgemeine Symptome (s. a. Heilmittelbilder in Teil IV)	Wird möglicherweise nach *Pulsatilla* gebraucht, um den Fall abzuschließen.	

Mittel	Mercurius solubilis	Chamomilla
Ursache und Einsetzen	Kälte und Feuchtigkeit.	Luft, Wind; Wut, Zorn. Oft abends.
Sitz		
Empfindungen	**Stechende Schmerzen** wie *Apis mellifica;* wund und brennend, chronische Ohrentzündungen.	**Heftige Schmerzen;** Stechen; Hitze und Völle im Ohr; Brausen und Klingeln.
Modalitäten	< Nachts, Zugluft, **Wärme und Kälte,** Schwitzen.	< 9 Uhr, 21 bis 24 Uhr, kalte Luft (nur die Ohren sind sehr empfindlich). > Wärme, getragen werden.
Absonderungen	**Schrecklich stinkende grüne Absonderung;** dicker, beißender Eiter; blutige Absonderung.	
Begleitsymptome	**Schweiß, Fieber, Schüttelfrost, riechen schlecht,** besonders kriechende Kälteschauder; durstig mit einem feuchten, fauligen Mund, vermehrter Speichelfluß; schlaffe Zunge und weiches Zahnfleisch; geschwollene Drüsen – Ohrspeicheldrüse, Lymphknoten im Nacken; steifer Nacken.	Oft durstig.
Auffallende Symptome	Metallischer Geschmack.	
Psychische und allgemeine Symptome (s. a. Heilmittelbilder in Teil IV)		Bedeckt das Ohr mit der Hand; heikel, reizbar und wütend, empfindlich, rasend, jammert, nie zufrieden, aber nicht »knuddelig« wie *Pulsatilla.* Oft führt die emotionale Verfassung zu diesem Mittel.

Mittel	Hepar sulfuris	Allium cepa
Ursache und Einsetzen	**Trockener, kalter** Wind. Ziemlich plötzliches Einsetzen.	Kalter, feuchter und durchdringender Wind. Schnupfen geht zu den Ohren.
Sitz		Von links nach rechts.
Empfindungen	**Stechende, reißende Schmerzen;** berstender Schmerz, bevor es zum Ausfluß kommt; wenn der Eiter sich bereits gebildet hat.	Heftiger Schmerz, ziehende, stechende, reißende Schmerzen; zuckende Schmerzen vom Hals zu den Ohren; Schmerzen in der Stirn zu den Ohren.
Modalitäten	**< Nachts, Kälte, Zugluft, Aufdecken. > Wärme,** feuchtes Wetter.	< Wärme.
Absonderungen	**Gelb, dick, mit einem käsigen Geruch;** kann eitrig und blutig sein.	Eitrig.
Begleitsymptome	Kann schwitzen, ohne daß dies irgendwie zur Besserung führt.	**Beißender, wäßriger Schnupfen mit milder, wäßriger Absonderung aus den Augen, beides reichlich.**
Auffallende Symptome		
Psychische und allgemeine Symptome (s. a. Heilmittelbilder in Teil IV)	**Überempfindlichkeit der Nerven; friert leicht;** überempfindlich gegen **Berührung, Schmerz und Kälte.** Schreiendes, beißendes, tretendes Kind.	

Mittel	*Lycopodium*	*Nux vomica*
Ursache und Einsetzen	Kälte; nach Scharlach.	Kälte, besonders kaltes, trockenes Wetter.
Sitz	Rechts oder **von rechts nach links.**	
Empfindungen	Reißende, berstende, pressende Schmerzen; Schwerhörigkeit.	Stiche beim Schlucken; überempfindliche Sinne; Jucken im Ohr.
Modalitäten	< 16–20 Uhr. > Kühle Luft (das Ohr).	< Morgens, **Kälte, geringstes Aufdecken oder geringster Luftzug,** Geräusche, im Bett.
Absonderungen	Dick, gelb, übelriechend.	
Begleitsymptome	Trockener Husten; friert leicht; Ekzeme und Ausschläge um die Ohren herum.	Oft zusammen mit einer Verdauungsstörung; < Essen.
Auffallende Symptome		
Psychische und allgemeine Symptome (s. a. Heilmittelbilder in Teil IV)	Besonders bei einem abgezehrten, faltigen Kind.	**Friert leicht, reizbar, überempfindlich und leicht verärgert;** erträgt Kälte leicht. Siehe auch die Kapitel »§ 3 Fieber« und »§ 7 Nase und Nebenhöhlen«.

Mittel	Lachesis
Ursache und Einsetzen	
Sitz	**Links oder von links nach rechts.**
Empfindungen	**Pulsieren im Ohr;** Schmerz im Ohr mit wundem Hals; sehr **empfindlicher Gehörgang** – heftiges krampfartiges Husten oder Kitzeln im Hals, wenn etwas den Gehörgang berührt.
Modalitäten	**< Beim Aufwachen, nach dem Schlafen oder Einschlafen, Wärme,** Berührung, Druck, Einengung.
Absonderungen	**Ein septischer Zustand mit eitriger Absonderung.**
Begleitsymptome	Mit Halsschmerzen (siehe auch »§ 8 Halsschmerzen«); Nacken berührungsempfindlich.
Auffallende Symptome	
Psychische und allgemeine Symptome (s. a. Heilmittelbilder in Teil IV)	**Bläuliche, bläulichrote Entzündungen.**

Auch *Calcium carbonicum, Kalium bichroimcum* und *Natrium muriaticum* können in Frage kommen; siehe die entsprechenden Heilmittelbilder in Teil IV.

Ohren: Wann Sie Hilfe suchen sollten

Dringend, jetzt sofort!
– Wenn auch Benommenheit, starke Kopfschmerzen, Steifheit des Nackens
  oder schwere Lethargie vorliegen.

Innerhalb von 24 Stunden
– Wenn ein Baby sich ständig am Ohr reibt oder zieht. Häufig weist dies
  auf eine Ohrinfektion hin. Die meisten leichten Ohrinfektionen kommen
  mit der Zeit ohne ärztliche Behandlung in Ordnung, aber ihr Fortgang
  sollte überwacht werden; die homöopathische Behandlung trägt dazu bei,
  sie schneller zu überwinden.
– Wenn die Ohrenschmerzen stark sind oder mit Masern einhergehen.
– Bei allen Absonderungen aus den Ohren.
– Wenn der knochige Höcker hinter dem Ohr (Mastoid) weich oder rot wird.
– Wenn das Hörvermögen stark und dauerhaft beeinträchtigt ist.

Konsultieren Sie gegebenenfalls andere Kapitel.

§ 7 Nase und Nebenhöhlen

Mittel	Pulsatilla	Kalium bichromicum
Ursache und Einsetzen	Naß werden.	
Sitz		
Empfindungen	**Verlust des Geruchssinns;** schlechter Geruch und Geschmack; Schmerz im Gesicht durch die Nase; Schnupfen mit Niesen, verstopfter Nase abends und reichlichem Fließen morgens; Nase verstopft drinnen und abends.	Drückender Schmerz an der **Nasenwurzel;** Pulsieren; Nase innen sehr wund; Gefühl der Trockenheit; **Knochen schmerzen stark;** schießende Schmerzen in den Wangenknochen. Trockenheit mit Druckschmerz an der Nasenwurzel.
Modalitäten	< **Warmer Raum, Hitze.** > **Frische Luft** – Nase gibt Absonderungen ab und klärt sich, leichte Bewegung.	< **Nachts, morgens,** feuchtes Wetter, Bücken, Bewegung. > Wärme, Druck.
Absonderungen	**Mild, dick, gelb/grün.** Verstopfte Nase oder wäßrige Absonderung abends; reichliche Absonderung morgens, und Nase wird frei.	**Reichlich, dick, klebrig, fadenziehend, gelb, weiß oder grün.** Gallertähnlicher Schleim. Übelriechend; kann bei einer akuten Krankheit beißend und wäßrig sein. Trocknet bei Kälte ein, und Kopfschmerzen beginnen.
Begleitsymptome	**Kein Durst, trockener Mund;** belegte Zunge; Lippen rissig und schälen sich; Nasenbluten.	Beginnt oft mit verschwommener Sicht, dann starke Kopfschmerzen; Schwindel.
Auffallende Symptome	**Einseitige** Beschwerden.	**Fadenziehender Schleim.**
Psychische und allgemeine Symptome (s. a. Heilmittelbilder in Teil IV)	Auch bei langanhaltenden Katarrhen mit Geruchsverlust bei sanften, schüchternen Menschen. **Ein weinerlicher** Patient, **der Aufmerksamkeit, Sympathie und Gesellschaft verlangt. Veränderlichkeit** der Symptome und Zustände.	Katarrhe können mit Gelenkschmerzen abwechseln.

Mittel	*Natrium muriaticum*	*Silicea*
Ursache und Einsetzen	10–11 Uhr mit Niesen.	Kälte, Feuchtigkeit; naß werden; unterdrücktes Schwitzen.
Sitz		
Empfindungen	Brennender Schmerz in der Nase; Verlust des Geruchs- und Geschmackssinns; **Mund** und Lippen **trocken;** manchmal bitterer Geschmack. Schüttelfrost um 10–11 Uhr.	Verlust des Geruchs- und Geschmackssinns.
Modalitäten	< Morgens, 10–11 Uhr bis nachmittags, in frischer Luft. > Schwitzen.	> Kälte, Trockenheit.
Absonderungen	**Reichlich, wäßrig oder weiß wie Eiweiß;** übermäßige Sekretion; trocken, krustig; nach einem Nasenkatarrh.	Harte Krusten sammeln sich an; stinkende, blutige Absonderungen; Nasenbluten.
Begleitsymptome	Herpes auf den Lippen; wäßrige Absonderung aus den Augen; Niesanfälle; Husten mit berstendem Kopfschmerz; Heiserkeit; kann nicht in einem warmen Raum schlafen.	Krustige Ausschläge am Übergang von Schleimhäuten und Haut; rauhe, rissige Lippen, schälen sich.
Auffallende Symptome		
Psychische und allgemeine Symptome (s. a. Heilmittelbilder in Teil IV)	Kann weinerlich und depressiv sein, möchte aber allein sein; haßt Überschwenglichkeit. Unter Umständen Vorliebe für Salz oder Abneigung dagegen.	Schwache und zerbrechliche Menschen, frieren im allgemeinen leicht.

Mittel	*Hepar sulfuris*	*Mercurius solubilis*
Ursache und Einsetzen	Kalter, trockener Wind.	Kälte und Feuchtigkeit.
Sitz		
Empfindungen	Schnupfen mit Niesen bei Aufenthalt in kaltem Wind; überempfindlich gegen **Berührung, Schmerzen und kalte Zugluft.** Nase verstopft in kalter Luft, > Wärme.	**Wundheit; Brennen;** Gefühl des Drucks in den Gesichtsknochen (Sinusitis); Schwellung in der Nase; niest viel; **kriechende Kälte.**
Modalitäten	< Kälte oder Aufdecken, kalte Luft. > Wärme, feuchtes, warmes Wetter.	< **Nachts, Wärme oder Kälte, Zugluft,** Schwitzen.
Absonderungen	**Riecht sauer oder wie verdorbener Käse;** anfangs wäßrig, später dick, gelb, übelriechend; reichliche Absonderungen.	**Dick, grün oder gelb, beißend, stinkend.** Blutig; übelriechend. Erst dünn und beißend, später dick und milder.
Begleitsymptome	Wird heiser und hustet bei jedem kalten Wind; kann die ganze Nacht schwitzen, ohne daß dies bessert.	**Beißender** Fließschnupfen; Nase rot und geschwollen, glänzend; niest viel; Mundgeschwüre; heisere Stimme; trockener, rauher, kitzelnder Husten. **Geschmack** metallisch, süß, salzig, faulig. Vermehrter **Speichelfluß;** Zunge und Zahnfleisch **geschwollen und schlaff;** reichlicher, übelriechender **Schweiß.**
Auffallende Symptome		Metallischer Geschmack.
Psychische und allgemeine Symptome (s. a. Heilmittelbilder in Teil IV)	**Überempfindlich gegen Kälte, Berührung und Schmerz; kälteempfindlich,** reizbarer Mensch; friert immer.	**Kriechende Kälte;** Zittern; muß aufstehen und umhergehen.

Mittel	Euphrasia	Nux vomica
Ursache und Einsetzen		**Kalte, trockene** Winde; kaltes, trockenes Wetter.
Sitz		
Empfindungen	Brennender Druckschmerz in den Augen wie von Staub mit Ausfluß aus den Augen; geschwollene Nasenschleimhäute; Niesen.	Nase verstopft und anfangs trocken; Nase **nachts und an der frischen Luft verstopft; friert leicht,** würde sich am liebsten auf den Ofen setzen; Hals roh, rauh, wund; Niesen.
Modalitäten	< Nachts (Schnupfen), tagsüber (Husten), frische Luft und Wind, Hinlegen. > Nachts und Hinlegen (Husten).	< Morgens, geringste **Zugluft** oder Luftbewegung, trockenes Wetter, warmes Zimmer (Schnupfen), bevor das Fieber kommt, dann braucht er Wärme.
Absonderungen	**Milder Nasenkatarrh und beißende Tränen,** die die Wangen wund machen, zeigen dieses Mittel an (umgekehrt wie *Allicum cepa*). Starker Fließschnupfen neigt dazu, zum Hals hinunterzugehen, mit einem lauten Husten.	Fließend im warmen Raum und tagsüber; Nase nachts und an der frischen Luft verstopft.
Begleitsymptome	Katarrhe mit **Kopfschmerzen** – berstend, wie zerschlagen, Lichter blenden; Schnupfen dehnt sich mit einem harten Husten auf den Hals aus; kein Husten nachts wie bei *Bryonia*.	Kälteschauder durch die geringste Bewegung oder Aufdecken; Schüttelfrost wechselt mit Hitze; schwitzt leicht; Erkältungen können zum Brustkorb gehen; dumpfer Kopf; unter Umständen Verdauungsstörung, < Essen.
Auffallende Symptome		
Psychische und allgemeine Symptome (s. a. Heilmittelbilder in Teil IV)	Friert leicht; bei Fieber überwiegen die **Kälteschauder.**	**Reizbar; Frösteln** des ganzen Körpers, nicht > Wärme, kann sich nicht von der Heizquelle entfernen; überempfindlich, reizbar; empfindlich gegen den geringsten Luftzug.

Mittel	Gelsemium	Arsenicum album
Ursache und Einsetzen	Warmes, feuchtes, mildes Wetter; mehrere Tage nach dem Aufenthalt darin. **Langsam.**	
Sitz		
Empfindungen	Wunde Nasenlöcher, als ob heißes Wasser durch sie hindurchfließen würde.	Wunde Nase und **Brennen; Nase ständig verstopft; Niesen** ohne Besserung des Reizes; niest bei jedem Wetterwechsel.
Modalitäten		< Kälte. > Wärme (außer Kopf), Kühle.
Absonderungen	Beißend; wunde Nasenlöcher, als ob rotes heißes Wasser durch sie hindurchfließen würde; wäßrige Absonderung.	**Dünner, wäßriger, beißender Schnupfen; wunde Oberlippe.** Fühlt sich wohler, wenn die Absonderung dicker ist.
Begleitsymptome	Rauher, kitzelnder Husten > in der Nähe der Heizquelle; Kopf mit lokaler Blutüberfülle; Schmerzen im Hinterkopf; Gesicht rot und dunkel, fleckig; kalte Extremitäten, heißer Kopf.	
Auffallende Symptome		Gefühl einer eisigen Kälte in den Adern bei Schüttelfrost und von kochender Hitze bei Fieber. Brennen > Wärme.
Psychische und allgemeine Symptome (s. a. Heilmittelbilder in Teil IV)	**Schwere und Müdigkeit; Kälteschauder die Wirbelsäule auf und ab;** schwach und zitternd.	Erkältet sich immer; **friert leicht,** leidet durch einen Luftzug und möchte am liebsten auf dem Ofen sitzen; **Brennende Schmerzen > Wärme;** unruhig; ängstlich; Durst auf Eiskaltes, schluckweise; **elend,** schwach, und alles ist extrem, unverhältnismäßig.

Mittel	*Rhus toxicodendron*	*Ipecacuanha*
Ursache und Einsetzen	Kaltes und feuchtes Wetter; unterdrücktes Schwitzen. Einsetzen nachts.	Schnelles Einsetzen.
Sitz		
Empfindungen	Nase immer bei Kälte verstopft; wunde Nasenlöcher; Durst auf kalte Getränke besonders nachts, kann aber Frösteln und Husten auslösen; Knochen **schmerzen, wie zerschlagen und wund;** Niesen; Kitzeln hinter dem oberen Brustbein.	Einfache Erkältungen setzen sich in der Nase fest; übermäßiges **Niesen,** verursacht Blut im Schleim. Erkältungen beginnen in der Nase und dehnen sich schnell auf den Brustkorb aus; verstopfte Nase nachts; starker Schüttelfrost, zittert überall, und Zähne klappern; kein Durst.
Modalitäten	< Abends und nachts; **Kälte, Feuchtigkeit,** Aufdecken, **Ruhe und erste Bewegung** (schmerzt). > **Wärme,** anhaltende Bewegung (schmerzt), Schwitzen.	< Feuchtigkeit. > Frische Luft, Ruhe.
Absonderungen	Starker Schnupfen; dicker oder grüner, sehr schlecht riechender Schleim.	Absonderung von Schleim.
Begleitsymptome	Roter, geschwollener Rachen; wunder Hals mit geschwollenen Drüsen und steifem Nacken. Heiserkeit, Rauheit, Roheit. Husten; Erkältungen setzen sich in den Gliedern und im Körper fest; Schwindel.	Überwältigende **Übelkeit mit sauberer Zunge.** Starker Schüttelfrost; Gesicht gerötet. Erkältungen wandern nach unten und verursachen Heiserkeit und Rauheit, und weiter zum Brustkorb.
Auffallende Symptome	**Dreieckig-rote Zungenspitze.**	Nasenbluten bei jeder Erkältung.
Psychische und allgemeine Symptome (s. a. Heilmittelbilder in Teil IV)	Angst und Unruhe nachts. Schmerzen < erste Bewegung, > anhaltende Bewegung, aber Ermüdung.	Erschöpfung kommt anfallsweise, nicht kontinuierlich.

Mittel	Sulfur	Allium cepa
Ursache und Einsetzen	**Spätere Phasen oder wenn eine Erkältung andauert.** Verkühlt sich leicht.	Kälte, Feuchtigkeit, durchdringender Wind.
Sitz		Linke Seite, dann rechts.
Empfindungen	**Brennen überall;** lokale Blutüberfülle, Verlangen nach frischer Luft, ständiges Niesen; Nase verstopft.	**Roheit; Niesen kommt früh** und mit zunehmender Häufigkeit. Wäßriger Ausfluß aus der Nase **verbrennt die Oberlippe** wie Feuer, bis sie **rot und roh** ist; Nase mit Blutüberfülle und Gefühl des **Vollseins,** Pochen und Brennen; Verstopfung der Nase geht von links nach rechts.
Modalitäten	< 12 und 24 Uhr, Hitze.	< Abends, Wärme, drinnen (Schnupfen). > Draußen (Schnupfen).
Absonderungen	**Beißend und brennend.**	**Milde, wäßrige Absonderung aus den Augen mit beißendem Nasensekret** weist auf dieses Mittel hin; **oft sind beide reichlich.**
Begleitsymptome	Fühlt sich schwach und hungrig um 11 Uhr; müde und langsame Genesung.	Schnupfen kann zu Ohren, Hals und Rachen gehen; im allgemeinen katarrhalische Kopfschmerzen mit Blutüberfülle, Nasenbluten.
Auffallende Symptome		
Psychische und allgemeine Symptome (s. a. Heilmittelbilder in Teil IV)	Kann kein Bad nehmen, sich überhitzen oder an einen kalten Ort gehen, ohne sich zu erkälten.	

Mittel	Bryonia	Dulcamara
Ursache und Einsetzen	Verkühlung; kalte, trockene Winde; unterdrücktes Schwitzen. Morgens.	Plötzlicher Wetterwechsel, **von heiß zu kalt;** Verkühlung; Frühjahrs- und Herbsterkältungen.
Sitz		
Empfindungen	**Stechende Schmerzen, trockener** Mund; **Durst auf große Mengen kalten Wassers** in langen Pausen. Beschwerden beginnen oft mit Niesen, Schnupfen, Kopfschmerzen und roten Augen.	Verstopfte Nase immer, wenn eine kalt-feuchte Wetterperiode beginnt.
Modalitäten	< 21 Uhr, **Bewegung, Wärme.** > **Druck, Reglosigkeit.**	< Abends und nachts, **kaltes und feuchtes Wetter,** Kälte. > Wärme, Bewegung.
Absonderungen	Absonderung ist nicht so reichlich; dicker Ausfluß. Augen tränen, rot und wund.	Dicker, gelber Schleim; blutige Krusten.
Begleitsymptome	Schreckliche **Kopfschmerzen,** die mit den meisten Beschwerden einhergehen; Augen rot, wund und wäßrig; Beschwerden gehen zum Brustkorb hinunter; trockener und schmerzhafter Husten.	Augen schmerzen, wenn der Patientin kalt wird; Schleimhautgeschwüre; Schmerzen und Steifheit von Rücken und Nacken durch Kälte und Feuchtigkeit.
Auffallende Symptome		
Psychische und allgemeine Symptome (s. a. Heilmittelbilder in Teil IV)	< **Bewegung, möchte sich nicht bewegen und allein gelassen werden.** Viele Beschwerden beginnen mit Niesen, Schnupfen, roten Augen und Kopfschmerzen; können zu Hals, Rachen und Brust gehen.	Wiederkehrende Erkältungen; **sehr viel** < Kälte und Feuchtigkeit.

Auch *Aconitum, Calcium carbonicum, Eupatorium perfoliatum, Ferrum phosphoricum, Kalium carbonicum, Lachesis,*

Lycopodium **und** *Spongia* **können in Frage kommen; siehe die entsprechenden Heilmittelbilder in Teil IV.**

§ 8 Halsschmerzen

Mittel	Aconitum	Belladonna
Ursache und Einsetzen	Kalte Zugluft; kalter, trockener Wind. **Plötzliches Einsetzen.**	Kälte. **Plötzliches Einsetzen.**
Sitz		Besonders rechte Seite.
Empfindungen	**Starke** Schmerzen; Brennen, reißen, rauhes Kratzen; schmerzhaftes Schlucken; Stechen; Kribbeln; sehr schmerzhaft. **Großer Durst und Trokkenheit;** alles schmeckt bitter; Krämpfe im Hals, wie beim Ersticken; kann nicht schlucken.	**Starkes Brennen** wie feurige Kohlen; **trockenes,** krampfartiges Einschnürungs- und Umklammerungsgefühl, kann durch Schlucken entstehen, das sehr schmerzhaft ist; Gefühl eines Kloßes; roh und wund; pochend. **Große Trockenheit und oft großer Durst,** Verlangen nach Zitronenlimonade, unter Umständen auch kein Durst.
Modalitäten	< Wärme, warmer Raum, Zudecken.	< 15 Uhr, nachts, **kalte Getränke,** frische Luft, Bewegung, **Erschütterung,** Berührung.
Begleitsymptome	**Starkes, hohes Fieber;** hochgradige Entzündung, **sehr rot;** gerötetes Gesicht mit Blutandrang.	**Hohes Fieber,** heißer Kopf, kalte Glieder; Delirium mit Zuckungen und Zusammenfahren; erweiterte Pupillen, **gerötetes Gesicht,** kann später dunkel werden; **Rachen und Mandeln rot und geschwollen,** besonders auf der rechten Seite; rote erdbeerartige Zunge; **pochende** Schläfenadern und Kopfschmerzen; vergrößerte, schmerzhafte Drüsen; Aphthen an der Mundschleimhaut, feine stecknadelgroße Geschwüre, die bluten können; ständiges Kratzen und Abräuspern von Schleim; weißer Schnupfen mit viel Niesen.
Auffallende Symptome	Bitterer Geschmack.	
Psychische und allgemeine Symptome (s. a. Heilmittelbilder in Teil IV)	**Angst,** Furcht, Unruhe; alles ist intensiv und heftig, nicht andauernd. Normalerweise ein kräftiger, gesunder, vollblütiger Mensch.	Einsetzen und Entwicklung schnell. Auffahren und Zusammenzucken bei delirösem hohem Fieber. **Nicht** bei sich hinziehenden Krankheiten verwenden.

Mittel	Arsenicum album	Lycopodium
Ursache und Einsetzen	Erkältet sich immer.	Langsames Einsetzen.
Sitz		**Von rechts** nach links oder rechte Seite. Kann sich auf die Ohren ausdehnen.
Empfindungen	**Brennende** Schmerzen; rauh, kratzend; harter Husten. **Trockener,** kratzender Rachen **mit Durst auf häufige Schlucke** eiskalten Wassers.	Roh und wund; extrem schmerzhaft; Gefühl eines Kloßes; Stiche beim Schlucken; Trockenheit.
Modalitäten	< Kälte, Wetterwechsel, Zugluft, kalte Getränke. > **Wärme (brennende Schmerzen > Wärme),** warme Getränke.	< 16–20 Uhr, kalte Luft, kalte Getränke. > Im allgemeinen **warme Getränke.**
Begleitsymptome	**Frösteln,** sogar während des Fiebers, das gewöhnlich nicht hoch ist; Rachen kann rot und faltig aussehen; oft **vereitert,** kann leicht bluten. Kitzelnder, harter Husten; hat im allgemeinen Schnupfen mit Niesen.	Geschwollene Zunge; Essen und Trinken geraten beim Schlucken zuweilen in die Nase; verstopfte Nase; Kopf mit Blutüberfülle, soll unbedeckt und kühl bleiben.
Auffallende Symptome	**Brennen > Wärme.**	
Psychische und allgemeine Symptome (s. a. Heilmittelbilder in Teil IV)	**Kälteempfindlich, ängstlich, unruhig, erschöpft;** matt und unverhältnismäßig schwach. Beschwerden neigen dazu, sich mit Einschnürungsgefühl und einem trockenen, hackenden Husten zum Brustkorb zu verlagern.	Im allgemeinen nicht sehr krank; Verlangen nach frischer Luft.

Mittel	*Arnica*	*Hepar sulfuris*
Ursache und Einsetzen	Überanstrengung	Trockener, kalter Wind.
Sitz		Dehnt sich auf die Ohren aus.
Empfindungen	Roh und wund; trocken und durstig; Durst nur während der Kälteschauder.	Gefühl eines **Splitters,** als würde etwas in der Kehle stecken. Ein Kloß, eine **Schwellung** im Hals. **Friert sehr leicht; starke pochende Schmerzen;** Schmerzen beim Schlucken; Rachen sehr empfindlich gegen Berührung.
Modalitäten	< **Berührung, Bewegung, Erschütterung.**	< **Kälte,** Aufdecken, kleinster Luftzug. **Berührung,** Druck. > Warme Getränke, Wärme.
Begleitsymptome	Heißer Kopf, kalter Körper; **starke körperliche Zerschlagenheit,** die unruhig macht und das Bett hart erscheinen läßt.	**Ausgeprägte Schwellung von Rachen und Mandeln;** Mandeln eitern, auch Mandelentzündung; dunkle bläulichrote Farbe; reichlicher Schleim mit fauligem, käsigem Geruch; Schwitzen nachts ohne Erleichterung.
Auffallende Symptome		Das Aufdecken auch nur einer Hand verstärkt Schmerzen und Husten.
Psychische und allgemeine Symptome (s. a. Heilmittelbilder in Teil IV)	Möchte allein gelassen, nicht angesprochen werden; Alpträume; sagt, daß es ihm gutgeht. Siehe auch »§ 3 Fieber«.	Reizbar und leicht verärgert; leicht gekränkt; überempfindliche Sinne. Chronisch vergrößerte Mandeln. Wird im allgemeinen nicht im frühen Stadium einer Krankheit benutzt.

Mittel	*Acidum nitricum*	*Phytolacca*
Ursache und Einsetzen	Verkühlt sich leicht.	
Sitz		Dehnt sich auf die Ohren aus. Zungenwurzel.
Empfindungen	Gefühle eines **Splitters,** als würde etwas in der Kehle stecken; stechende und brennende Schmerzen mit einem wunden Mund; roh und wund. **Sehr kälteempfindlich;** im allgemeinen kein Durst, auch nicht bei Fieber; Schlucken verursacht starke Schmerzen, die zu den Ohren gehen können; Schluckstörung und Erstickungsgefühl; zieht den Kopf beim Schlucken nach unten.	**Splitterartige** Schmerzen; wund; trocken, rauh, brennend, stechend; ständiger Wunsch zu schlucken, was Schmerzen bereitet, die sich auf die Ohren ausdehnen können. Schmerz an der **Zungenwurzel, wenn die Zunge herausgestreckt wird. Friert leicht** und möchte zugedeckt sein. Gefühl eines Kloßes beim Schlucken von Speichel; Rachen voll wie beim Ersticken.
Modalitäten	< **Kälte,** Berührung.	< Nachts, **warme Getränke,** Bettwärme, kalte Tage, Schlucken.
Begleitsymptome	**Schwellung** von Gaumenzäpfchen und Mandeln, ödematös; stellenweise gelbes Exsudat auf den Mandeln; rote oder bläulichrote Entzündung; fauliger Geruch; ausgefranste, eingerisssene **Geschwüre;** weiße oder dunkle, faulige Blutung; Speichel ist beißend, dickflüssiger Schleim im Rachen. Urin riecht sehr streng.	Schwellung der Mandeln, starke **Schwellung des inneren Halses; dunkelrot,** auch bläulich oder bläulichrot; leichte Entzündung; belegte Zunge; dicker, zähflüssiger Schleim; Geschwüre; **Drüsen geschwollen und hart,** besonders Unterkiefer- und Ohrspeicheldrüse.
Auffallende Symptome		Akuter Schmerz an der Zungenwurzel, wenn die Zunge herausgestreckt wird.
Psychische und allgemeine Symptome (s. a. Heilmittelbilder in Teil IV)	Wiederkehrender Schnupfen. Friert im allgemeinen leicht und mag Salz und fette Speisen.	**Starke Schmerzen im Körper,** können Unruhe verursachen, die die Schmerzen <. **Brustbeschwerden.** Zuckungen, Krämpfe und ziehende Schmerzen.

Mittel	Sulfur	Pulsatilla
Ursache und Einsetzen	Wetter- oder Luftwechsel. Sich hinziehende Krankheiten.	Naßwerden, besonders die Füße.
Sitz		
Empfindungen	**Brennende Schmerzen;** roh, stechend, drückend, schneidend, wie Splitter, rauh, kratzend; Schlucken schmerzhaft und schwierig; Gefühl einer **Schwellung,** eines Kloßes, eines Splitters oder eines Haars; empfindlicher Rachen; **trockene Schleimhäute, durstig.**	Rauhes Kratzen; durch Einschnürung und Kitzeln ausgelöster Husten. Gefühl eines Kloßes; stechende Schmerzen < Schlucken von Speichel. **Kein Durst** trotz **trockenen Mundes;** vor allem morgens schlechter Geschmack. Schmerzen mit Frösteln.
Modalitäten	< 12 und 24 Uhr, nachts, Wärme.	< **Wärme,** stickige Räume, Fett. > **frische, kühle Luft,** leichte Bewegung.
Begleitsymptome	Bläulichrotes Aussehen oder dunkle Mandeln; geschwollene Mandeln; Eitern mit bläulichroten Mandeln, **Katarrhe;** Geschwüre; Rötung um die Körperöffnungen herum.	**Gelbe/grüne, milde Absonderung** von überall; reichlich; Rachenkatarrh. Rachen bläulichrot; erweiterte Adern; belegte Zunge; Hitzewellen zum Gesicht.
Auffallende Symptome		
Psychische und allgemeine Symptome (s. a. Heilmittelbilder in Teil IV)	**Sich hinziehende Halsschmerzen; Lethargie;** will nicht stehen. Atem, Schweiß und Absonderungen riechen schlecht.	**Veränderliche Symptome. Sanft, freundlich, tränenreich, anhänglich.** Möchte Aufmerksamkeit und Hilfe.

Mittel	**Phosphorus**	**Silicea**
Ursache und Einsetzen	Überhitzung; Wetterwechsel.	Kälte, naß werden. Sehr langsames Einsetzen, nach einer Reihe von Erkältungen.
Sitz		
Empfindungen	Starkes **Brennen,** dehnt sich bis zur Speiseröhre aus; Schmerzen rauh, kratzend, roh, wund. Einschnürung. **Durst auf Kaltes; große Trockenheit;** starker Hunger. Gefühl von Baumwolle oder Samt im Hals; Kehlkopf sehr empfindlich gegen Berührung oder Kälte; kann nicht schlucken.	Schmerzen wie von Splittern; stechende Schmerzen beim Schlucken.
Modalitäten	< Abends, **beim Übergang von warmer zu kalter Luft,** Reden, Husten, Essen.	
Begleitsymptome	Kehlkopfentzündung mit Heiserkeit < abends; Kehlkopf so schmerzhaft, daß der Patient nicht reden kann und Husten unterdrückt; starke Schwellung von Mandeln und Zäpfchen; reichlicher Speichelfluß, schmeckt süß, salzig oder faulig; auch wunder, blutender Mund.	Kopf und Nacken schwitzen, Halskatarrh mit Heiserkeit, chronischer Katarrh; Hitzewellen, Fieber mit kalten Extremitäten; Drüsen vergrößert und schmerzhaft, geschwollene Ohrspeicheldrüse; Eiterbildung und Mandelentzündung.
Auffallende Symptome		
Psychische und allgemeine Symptome (s. a. Heilmittelbilder in Teil IV)		Erkältungen setzen sich im Hals fest; der Patient wird leicht heiß, und bei einer akuten Krankheit erstickt er fast im warmen Raum, normalerweise kälteempfindlich und < Zugluft; kann nach *Pulsatilla* erforderlich sein.

Mittel	Carbo vegetabilis	Rhus toxicodendron
Ursache und Einsetzen	Überhitzung.	**Kälte und Feuchtigkeit,** unterdrücktes Schwitzen. Zu starke Beanspruchung der Stimme.
Sitz		
Empfindungen	Kratzen, roh, Stechen; kann keine Nahrung schlucken, weil so schmerzhaft; Gefühl einer Schwellung; Trockenheit; schlecht schmeckender Schleim. Wird heiser, und ein Husten entwickelt sich.	**Wund;** Gefühl einer Schwellung; trockene Schleimhäute, **starker Durst** auf kalte Getränke, die Frieren auslösen können; erstes Schlucken ist schmerzhaft.
Modalitäten		< Morgens. **Kälte,** erste Bewegung. > **Wärme, warme Getränke,** fortgesetzte Bewegung.
Begleitsymptome	**Reichliches, wäßriges Nasensekret. Blutung.** Später gelbe/grüne Absonderung; Fieber abends und nachts; **kalter Schweiß,** schwitzt im warmen Raum, Frösteln durch Kälte; kalte Haut; große Blässe und **Kälte,** sogar Atem kann kalt sein. Bläulichrote Aphthen an der Mundschleimhaut, geben schwarzes Blut ab und verlaufen ineinander.	Drüsen und Nacken geschwollen; steifer Nacken. Dreieckig-rote Zungenspitze; Zunge trocken oder belegt.
Auffallende Symptome	**Dem Patienten ist kalt, aber er möchte trotzdem Luft zugefächelt bekommen.**	
Psychische und allgemeine Symptome (s. a. Heilmittelbilder in Teil IV)	Beginnt oft mit einem Schnupfen infolge von Überhitzung. Gesicht nach Wein hitzigrot.	**Unruhig;** weniger müde und schmerzhafter als *Arsenicum.* Ängstlich, reizbar und weinerlich.

Mittel	*Bryonia*	*Natrium muriaticum*
Ursache und Einsetzen	Kälte, besonders nach Überhitzung. Langsames Einsetzen.	Verkühlt sich leicht beim Schwitzen. 10–11 Uhr.
Sitz		
Empfindungen	Stechende und unbeschreibliche Schmerzen. **Pergamentartig trocken und großer Durst** auf große Mengen in langen Pausen; kalte Getränke können Husten auslösen.	**Schmerzen** beim Schlucken wie **von Splittern; stechende, schießende** Schmerzen; Gefühl eines Kloßes; **Durst auf Kaltes; extreme Trockenheit** der Schleimhäute, wenn sie nicht von katarrhalischem Schleim bedeckt sind; Nahrung sitzt in der Speiseröhre fest und muß hinuntergespült werden.
Modalitäten	< 21 Uhr, **Bewegung**, Wärme. > Kälte.	< 10–11 Uhr, Wetterwechsel. > Schwitzen.
Begleitsymptome	**Kopfschmerzen** vor oder mit fast allen Beschwerden; berstende Kopfschmerzen mit Blutüberfülle < geringste Bewegung, Licht, Geräusche, Husten. Dick belegte weiße Zunge; geschwürige Bläschen an der Mundschleimhaut.	Trockenheit ohne Geschwürbildung oder katarrhalische Absonderung wie Eiweiß; rot, geschwollen, ödematös; Mund fühlt sich trocken an, auch wenn er feucht ist; trockene, rissige Lippen; Riß in der Mitte der Lippen; Herpes auf den Lippen.
Auffallende Symptome		Durst auf kalte Getränke auch während der Kälteschauder.
Psychische und allgemeine Symptome (s. a. Heilmittelbilder in Teil IV)	Reizbar, möchte nicht reden; **möchte allein, in Frieden gelassen werden;** kann bei Fieber apathisch sein.	Erkältet sich leicht beim Schwitzen. Oft ein sehr sensibler, leicht gekränkter Patient.

Mittel	*Nux vomica*	*Chamomilla*
Ursache und Einsetzen	Kalter, trockener Wind. Erkältet sich sehr leicht.	Verkühlung. Oft abends.
Sitz	Stiche im Ohr.	
Empfindungen	Rauher, kratzender Schmerz, roh und wund; Enge und Anspannung, Gefühl der Einschnürung; trockener, kitzelnder Husten. **Friert leicht, empfindlich gegen den geringsten Luftzug; große Hitze, kann sich aber nicht aufdecken, ohne zu frieren.**	**Starker Schmerz.** Wund, Krämpfe, Einschnürung und Schmerz wie von einem Pflock; im allgemeinen Durst auf kalte Getränke.
Modalitäten	< Kälte, Zugluft, Aufdecken; Wärme vor Fieber. > Wärme (bei Fieber).	< 9 Uhr, 21–24 Uhr, nachts, Wärme. > Getragen werden.
Begleitsymptome	Dünner, wäßriger Schnupfen tagsüber; Niesen durch Jucken in der Nase; sehr rotes Gesicht bei Fieber; Verdauungsstörungen, verdorbener Magen oder Verstopfung.	**Ausgeprägte Schwellung;** gleichförmige Rötung; geschwollene Ohrspeichel- und Unterkieferdrüsen; wenig Appetit.
Auffallende Symptome		
Psychische und allgemeine Symptome (s. a. Heilmittelbilder in Teil IV)	Überempfindlich, reizbar, friert leicht.	**Große Reizbarkeit;** kann seine Wut nicht zügeln; schmerzempfindlich; launisch, nichts gefällt etc. Im allgemeinen zeigt die emotionale Verfassung dieses Mittel an.

Mittel	Mercurius solubilis	Lachesis
Ursache und Einsetzen	Verkühlung.	Verkühlung; vom Kalten ins Warme gehen.
Sitz		**Links oder von links nach rechts.** Schmerz an der Zungenwurzel, geht zu den Ohren.
Empfindungen	Heftiges Stechen; roh und wund, brennend; schwieriges Schlucken durch Schmerzen und Lähmungsschwäche; Zunge fühlt sich geschwollen an. **Große Trockenheit,** obwohl sie feucht erscheinen kann; Durst; süßer, salziger, metallischer, fauliger Geschmack. Geschwüre stechen und brennen. Halsschmerzen bei jeder Verkühlung.	**Starke Schmerzen. Hals sehr empfindlich gegen Berührung,** auch Kleider am Nacken können das Gefühl auslösen zu ersticken; rohes Brennen und Schmerzen wie von Splittern; Gefühl eines Kloßes, einer Einschnürung; Schlucken sehr schmerzhaft, hat aber trotzdem das Verlangen zu schlucken; schwieriges Schlucken; Würgen und Erstickungsgefühl bei warmen Dingen; **extreme Trockenheit ohne Durst.**
Modalitäten	< Nachts, **Wärme oder Kälte,** Zugluft, Schwitzen.	< **Beim Aufwachen,** vormittags, **Wärme, warme Getränke,** leeres Schlucken, Trinken, leichte Berührung. > Druck, Schlucken von fester Nahrung, manchmal durch kalte Getränke.
Begleitsymptome	**Vermehrter Speichelfluß** und sabbert, fühlt sich trotzdem trocken und durstig; übler Geruch aus dem Mund; Rachenraum **und Drüsen geschwollen,** Zunge schwammig und nimmt den Abdruck der Zähne an; Zunge dick, gelb und feucht; steifer Nacken; **Eiterbildung, Mandelentzündung,** oder Rachen sieht rot und blaß aus, als ob er eitern würde; weißes oder gelbes Exsudat; Geschwüre mit fettiger Basis; reichliches **Schwitzen** bessert nicht; dicke gelbe/grüne, übelriechende Absonderung aus der Nase.	Rachen **geschwollen** oder fühlt sich so an; bläulichrot, fleckig. Bläulichrotes, aufgedunsenes Gesicht mit Blutüberfülle; fadenziehender, klebriger Speichel. Rotgraue, tiefe Aphthen, besonders an den Schleimhauträndern. Geschwollene Drüsen und Nackenmuskeln entzündet und weich. Lähmung der Rachenhöhle verursacht Erstickungsgefühl und Würgen. Eiterbildung von rechts nach links.
Auffallende Symptome		Schluckt unter Umständen Festes leichter als Flüssiges, > sogar.
Psychische u. allgem. Symptome (s. a. Heilmittelbilder, Teil IV)	Schwäche. Hitze- und kälteempfindlich; üble Gerüche; Zittern. **Nicht früh bei einer Krankheit geben und nicht zu oft wiederholen.**	**Blutwallungen.** Erstickungsgefühl beim Einschlafen oder Aufwachen; chronische Halsschmerzen; Schmerzhaftigkeit von Hinterkopf und Nacken.

Mittel	*Argentum nitricum*	*Apis mellifica*
Ursache und Einsetzen		Erregung, Eifersucht, Wut. Ziemlich schnelles Einsetzen.
Sitz		Rechts oder von rechts nach links.
Empfindungen	Schmerzen wie von **Splittern;** roh, wund, rauh und kratzend; Gefühl, stranguliert zu werden. Verlangen nach kalten Getränken.	**Stechende, brennende** Schmerzen; Schmerzen wie von Splittern; roh und wund; Einschnürung der Kehle; im allgemeinen **kein Durst.**
Modalitäten	< Wärme, kalte Getränke. > Frische Luft.	< **Wärme, warme Getränke,** ausstrahlende Hitze. > **Kälte, kalte Getränke.**
Begleitsymptome	Viel dicker, katarrhalischer Schleim im Hals mit Stimmverlust; dunkelroter Rachen, geschwollen; vereitert.	**Ausgeprägte Schwellung, Ödem** des Zäpfchens; Rachen, Mandeln, Zunge; Ödem sieht aus wie mit Wasser gefüllt; **rot;** Fieber mit Schüttelfrost, trotzdem < Wärme. Langsam sich entwickelndes Exsudat auf den Mandeln; Geschwüre. Trockene heiße Haut wechselt mit Schwitzen; kein Durst; Ausschlag, trocken und rauh; spärlicher Urin.
Auffallende Symptome		
Psychische und allgemeine Symptome (s. a. Heilmittelbilder in Teil IV)	Verlangt kalten Raum und kalte Luft. Nervös und impulsiv, kann eine Vorliebe für Süßes haben.	**Gesicht gerötet; Erstickungsgefühl durch Hitze.** Scharlach.

Mittel	*Lac caninum*	*Gelsemium*
Ursache und Einsetzen		Mehrere Tage nachdem der Patient in kalten, feuchten, milden Wintern draußen war. **Langsames Einsetzen.**
Sitz	**Seitenwechsel der Beschwerden.** Gehen zum linken Ohr.	
Empfindungen	Schmerzen wie von Splittern, wund; überempfindlich, Überempfindlichkeit der Gefühls- und Sinnesnerven; Rachenverschluß und Gefühl zu ersticken; sehr empfindlich gegen äußere Berührung; Schlucken fast unmöglich. Rachen trocken, heiser.	Wund, beginnt allmählich; heiße Haut, hohes Fieber; Schüttelfrost den Rücken auf und ab, wie mit Eis eingerieben, verursacht Schaudern.
Modalitäten	< Leeres Schlucken. > Kalte oder warme Getränke.	> Mit hochgelagertem Kopf und abgestützt liegen.
Begleitsymptome	Schnupfen mit Niesen. Glänzendrotes Aussehen; Geschwüre erscheinen trocken und glänzend; Exsudat wie Filz, silbriggrau glänzende Ablagerung; Lähmung des Rachenraums mit Aufsteigen von Speisen und Getränken in die Nase.	Rote Mandeln; hohes Fieber mit kalten Extremitäten; im allgemeinen Muskelschwäche, müde und schwer; Speisen und Getränke geraten durch Muskelschwäche in die Nase.
Auffallende Symptome	Kann nicht ertragen, daß die Haut berührt wird.	
Psychische und allgemeine Symptome (s. a. Heilmittelbilder in Teil IV)	Voll von eingebildeten, zermürbenden, quälenden Gedanken; auch hysterisch; sehr sensibel; kann Spinnen, Schlangen, Ungeziefer sehen. Kann es nicht ertragen, allein zu sein; kann denken, eine schreckliche Krankheit zu haben.	**Große Schwere und Müdigkeit von Körper und Gliedern.**

Mittel	**Mercurius cyanatus**
Ursache und Einsetzen	
Sitz	
Empfindungen	**Roh und wund.**
Modalitäten	
Begleit-symptome	Rachen sieht stellenweise roh aus, wie nackt; Schleimhäute sehen zerstört aus, an der Grenze zur Eiterbildung. Mandelentzündung mit eitrigen Stippchen.
Auffallende Symptome	
Psychische und allgemeine Symptome (s. a. Heilmittelbilder in Teil IV)	Übrige Symptome wie *Mercurius*.

Auch *Calcium carbonicum, Dulcamara, Kalium bichromicum* und *Spongia* können in Frage kommen; siehe die entsprechenden Heilmittelbilder in Teil IV.

Halsschmerzen: Wann Sie Hilfe suchen sollten

Dringend, jetzt sofort!
- Wenn der Rachenraum so stark angeschwollen ist, daß es zu Atemschwierigkeiten kommt.
- Wenn der Schmerz sehr stark ist, der Patient nicht schlucken kann und unabsichtlich viel Speichel ausfließt.
- Wenn es bei Masern zu Blutungen aus dem Mund kommt.

Innerhalb von 24 Stunden
- Wenn es auf einer oder beiden Seiten zu einer ungewöhnlichen und stark ausgeprägten Schwellung um die Mandeln herum kommt.
- Bei starken Halsschmerzen, die bei einem Kleinkind ohne Anzeichen einer Besserung länger als ein oder zwei Tage andauern.
- Wenn in der Vergangenheit rheumatisches Fieber vorkam.

Konsultieren Sie gegebenenfalls andere Kapitel.

§ 9 Bauchschmerzen

Mittel	Aconitum	Belladonna
Ursache und Einsetzen	Verkühlung oder bei sehr heißem Wetter. **Plötzliches Einsetzen.**	Frieren.
Empfindungen	Schießende, brennende, stechende Schmerzen; Gewicht im Magen; Blähungskoliken.	Kolik wie bei *Colocynthis*. Brennend, zwickend, aufgetrieben, starke Koliken. **Erscheinen und verschwinden plötzlich.**
Modalitäten (allgemein)	< Berührung.	< **Erschütterung,** Bewegung, Druck, auf der betroffenen Seite liegen. > Vorwärtsbeugen.
Durchfall	Starker, schmerzhafter, erfolgloser Stuhldrang; Durchfall mit Blut und etwas Schleim; Übelkeit und Schwitzen vor dem Durchfall; grüner Stuhl.	Häufiger Stuhldrang mit geringem oder keinem Ergebnis.
Modalitäten (Durchfall)		
Übelkeit und Erbrechen	**Stark und plötzlich,** auch Würgen; Erbrechen von hellrotem Blut; verlangt Scharfes oder Bitteres, aber alles schmeckt bitter.	
Modalitäten (Übelkeit und Erbrechen)		
Begleitsymptome	Fieber.	Heißer Kopf und kalte Extremitäten; gerötetes Gesicht.
Psychische und allgemeine Symptome (s. a. Heilmittelbilder in Teil IV)	Quält sich, rastlose Angst; rotes Gesicht; Durst.	Fieber, Durst und Rötung etc. ausgeprägt. Erweiterte Pupillen; < Zugluft.

Mittel	Colocynthis	Chamomilla
Ursache und Einsetzen	Wut, Entrüstung, beleidigt sein, schwere Speisen; Trinken bei Überhitzung.	
Empfindungen	**Koliken,** starke, drückende, **krampfartige, packende Schmerzen;** reißend; Anfälle immer stärker, bis Erbrechen erfolgt; leidet Höllenqualen; Abgang von Blähungen, was >.	**Kolik** besonders bei Säuglingen, krümmen sich zusammen, treten und schreien; schneidende, brennende, zwickende Schmerzen; Aufgetriebenheit nach dem Essen.
Modalitäten (allgemein)	< **In Ruhe** – bringt zur Verzweiflung, aber Schmerzen < Bewegung, Essen oder Trinken. > **Zusammenkrümmen, fester Druck, Wärme,** auf dem Bauch liegen, Aufstoßen oder Blähungen.	< Aufstoßen. > Unter Umständen Wärme.
Durchfall	Bei den Schmerzen; häufiger und übermäßiger Stuhldrang; starker Durchfall; **Blähungen;** schleimiger Stuhl bei Dysenterie.	**Grasgrün oder wie gehackte Eier** mit grasgrünem Schleim; fühlt sich beim Abgehen heiß an; riecht nach faulen Eiern; Durchfall beim Zahnen.
Modalitäten (Durchfall)	< Wenig Essen. > Wärme.	
Übelkeit und Erbrechen	Übergibt sich bei den Schmerzen, oft vorher keine Übelkeit, unter Umständen nur Würgen.	Starkes Erbrechen; Aufstoßen riecht nach faulen Eiern; starkes Würgen mit kaltem Schweiß; vermehrter Speichelfluß; fauliger Atem.
Modalitäten (Übelkeit und Erbrechen)		
Begleitsymptome	**Belegte Zunge.**	
Psychische und allgemeine Symptome (s. a. Heilmittelbilder in Teil IV)	Reizbar und wütend; möchte die Schmerzen sofort los sein. **Extreme Unruhe und Schwäche** bei den Schmerzen; schwach; schwindelig; möchte allein sein.	Sehr reizbar, unruhig, überempfindlich, schwer zufriedenzustellen etc. Jammert und weint; *Chamomilla*-Patienten ertragen Schmerzen **nicht** ruhig und geduldig!

Mittel	Magnesium phosphoricum	Ipecacuanha
Ursache und Einsetzen	Kälte, kaltes feuchtes Wetter. Plötzliche Schmerzen.	Zuviel essen; schwere Speisen. Unterdrückte Gefühle; Schwangerschaft. **Schnelles Einsetzen.**
Empfindungen	**Kolik,** bei Säuglingen; Krämpfe im Magen mit **sauberer Zunge;** ausstrahlende Schmerzen; Auftreibung und starke Blähungen; zwickend, kneifend, drückend; starke Krämpfe und schneidende Schmerzen; unruhig.	**Schmerzhafter, erfolgloser Stuhldrang;** kneifende Schmerzen besonders am Nabel; Kolik mit Übelkeit und grünem Stuhl; schneidende Schmerzen bei Magenschleimhautentzündung; Schmerzen zwischen den Schulterblättern; aufgetriebener Bauch.
Modalitäten (allgemein)	< Nachts, Ausstrecken, Kälte, Berührung, Bewegung. > **Wärme und warme Anwendungen, Zusammenkrümmen, fester Druck,** Reiben. Nicht > Aufstoßen.	< Überessen.
Durchfall		Grün, schleimig, wäßrig, blutig; reichlich oder gering; gegoren, schaumig. Brennend und **schmerzhafter, erfolgloser Stuhldrang.**
Modalitäten (Durchfall)		
Übelkeit und Erbrechen		**Ständige Übelkeit ist ein Kennzeichen dieses Mittels.** Der Patient **erbricht alles,** was er zu sich nimmt. Erbrechen von Galle mit **sauberer** oder nur leicht belegter **Zunge;** leeres Aufstoßen und vermehrter Speichelfluß; Übelkeit morgens. Übelkeit, die nichts bessert.
Modalitäten (Übelkeit und Erbrechen)		< Überessen. > Frische Luft, Ruhe.
Begleitsymptome	**Saubere Zunge.** Rechte Seite.	**Saubere Zunge.**
Psychische und allgemeine Symptome (s. a. Heilmittelbilder in Teil IV)	Muskelzucken; Krämpfe, empfindlicher gegen kalte Zugluft; dünn, angespannt, ängstlich und kälteempfindlich (anders als *Colocynthis*).	Anfallsweise Erschöpfung; Blässe oder gerötetes Gesicht mit Blutüberfülle. Schmollt, lehnt alles ab.

Mittel	Nux vomica	Phosphorus
Ursache und Einsetzen	**Überessen; Übermäßiger Genuß von Stimulanzien;** Überarbeitung.	Stürmisches Wetter.
Empfindungen	Kolikartige Schmerzen schießen vom oder zum Rektum, vom Rektum aufwärts; reißender, schneidender Schmerz mit erfolglosem Stuhldrang. Krümmt sich zusammen. Fauliger, bitterer Geschmack im Mund, aber Speisen und Getränke sind in Ordnung; Auftreibung und Empfindlichkeit; Druckschmerz, Gefühl eines Gewichts im Magen; Blähungen.	**Brennende Schmerzen;** drückend, reißend; Aufgetriebensein; **Durst** auf Kaltes; unter Umständen Gefühl der Leere, Hungergefühl, muß essen oder fällt in Ohnmacht.
Modalitäten (allgemein)	< Morgens (mit fauligem Mund wie *Pulsatilla*), **Essen, Kälte,** Bewegung, geringster Druck. > Wärme, Ruhe, Sitzen oder Liegen.	< Abends, **Warmes,** Berührung. > **Kaltes.**
Durchfall	Schmerzhafter, erfolgloser Stuhldrang; viel **Pressen, aber spärlicher Stuhl,** der >; im allgemeinen **Verstopfung.**	Kollern in den Eingeweiden führt zu Durchfall; reichlich; blutig; stinkende, gußartige Stühle; Brocken weißen Schleims. Krämpfe und Brennen im After; **schmerzhafter, erfolgloser Stuhldrang,** Gefühl, als wäre der After weit offen.
Modalitäten (Durchfall)	> Nach Stuhlgang.	
Übelkeit und Erbrechen	**Viel Würgen, Pressen und Anstrengung,** bevor Erbrechen erfolgt; Essen verursacht Unwohlsein; bitteres und saures Aufstoßen; ständige Übelkeit, kein Appetit.	Warme Getränke werden erbrochen, < kalte Getränke, können aber erbrochen werden, sobald sie im Magen warm geworden sind. Aufstoßen von Speisen oder Luft.
Modalitäten (Übelkeit und Erbrechen)	< Morgens, nach dem Essen. > Abends.	< Warmes wird sofort erbrochen. > **Kaltes** kann erbrochen werden, wenn es im Magen warm geworden ist.
Begleitsymptome	Berstende, zermalmende Kopfschmerzen am Scheitel mit Magenverstimmung.	Hunger um 11 Uhr.
Psychische u. allgem. Symptome (s. a. Heilmittelbilder in Teil IV)	Kälteempfindlich und übersensibel; wütend und leicht gekränkt; empfindlich gegen Geräusche, Gerüche, Licht. Reizbar.	Blutungen und Zerschlagenheit. > Kurzer Schlaf.

Mittel	*Lycopodium*	*Silicea*
Ursache und Einsetzen	Nahrung aus dem Meer.	Durchfall durch Überessen.
Empfindungen	**Völlegefühl, Aufstoßen und Blähungen; oft Aufgetriebensein mit Blähungen,** wenn der Patient nur ein bißchen gegessen hat; nagende, brennende Schmerzen; Druck und Schwere, muß die Kleidung lockern; geräuschvolles Kollern.	Druck schmerzt; Kolik und Blähungen.
Modalitäten (allgemein)	**< 16–20 Uhr, nach dem Essen, Kaltes,** Druck. **> Warme Getränke.**	**< Druck der Kleider,** nach dem Essen. **> Wärme.**
Durchfall	Alle Arten von Durchfall; die übrigen Symptome verweisen auf dieses Mittel.	Übelriechende Flocken im Stuhl; wechselhaft wie *Pulsatilla;* bei heißem Wetter oder beim Zahnen.
Modalitäten (Durchfall)	< 16–20 Uhr.	< Milch.
Übelkeit und Erbrechen	Erbricht Galle, oder Erbrochenes sieht aus wie Kaffeesatz; saures, brennendes Aufstoßen; geräuschvolles Kollern, nervöse Verdauungsschwäche, Sodbrennen.	Saures Erbrechen. Schwacher Magen bei alten Verdauungsstörungen.
Modalitäten (Übelkeit und Erbrechen)	< 16–20 Uhr.	< Milch.
Begleitsymptome	Verliert den Appetit bald nach Beginn des Essens oder bekommt Appetit, wenn er zu essen aufhört.	Abneigung gegen Milch.
Psychische und allgemeine Symptome (s. a. Heilmittelbilder in Teil IV)	**Blähungen und Aufstoßen, Völlegefühl** mit wenig Appetit.	

Mittel	Sulfur	Arsenicum album
Ursache und Einsetzen		
Empfindungen	**Brennen,** Schmerzhaftigkeit; Gefühl eines **Gewichts im Magen,** nach dem Essen; Aufgetriebenheit; Blähungen und Kolik ohne Darmwind; Hunger, trinkt wenig, ißt viel; lokale Blutüberfülle.	**Brennen > Wärme. Stechende** Schmerzen; Bauch überaus berührungsempfindlich; starke Schmerzen mit großer Qual; Aufgetriebenheit; **Durst auf Kaltes, schluckweise.**
Modalitäten (allgemein)	< 12 und 24 Uhr, Hitze, nach dem Essen.	< Berührung, kalte Getränke. > Wärme, außer Kopf.
Durchfall	Durchfall am frühen Morgen, treibt ihn aus dem Bett. After bei Durchfall wund – brennend und roh; übelriechend; schmerzhafter, erfolgloser Stuhldrang.	Stuhl brennt; häufiger Drang, schmerzhaft und erfolglos; unwillkürlicher Stuhl; Stuhl riecht sauer, faulig; Dysenterie mit blutigem Durchfall.
Modalitäten (Durchfall)	< 5 Uhr.	< Nach Mitternacht.
Übelkeit und Erbrechen	Elendigkeit, Hungergefühl besonders um 11 Uhr; berührungsempfindlich; saures, galliges, beißendes Erbrechen; Rückfluß von saurem Magensaft in die Speiseröhre.	Der Patient erbricht alles, was er zu sich nimmt; wenig warmes Wasser kann lindern, wird dann erbrochen; schmerzhaftes Erbrechen; Magenschleimhautentzündung; Durchfall und Erbrechen gleichzeitig.
Modalitäten (Übelkeit und Erbrechen)	< 12 und 24 Uhr, nach dem Essen.	< Essen oder Trinken, kalte Getränke.
Begleitsymptome		Trockener Mund und Durst, schluckweise.
Psychische und allgemeine Symptome (s. a. Heilmittelbilder in Teil IV)	Schlechte Verdauung, elend und schwach, wenn er nicht ißt; < Wärme; kann Kleider und ihr Gewicht nicht ertragen; mag im allgemeinen Süßigkeiten, Fett, Alkohol, Bier.	Friert leicht, blaß, unruhig, unverhältnismäßig erschöpft, Besorgnis, Ängste etc. < Kälte und nachts.

Mittel	*Veratrum album*	*Podophyllum*
Ursache und Einsetzen		Sommerdurchfall bei Kindern.
Empfindungen	Wie umgedreht, kneifend, **muß sich zusammenkrümmen,** was nicht bessert; Brennen in der Magengrube mit großem Schwächegefühl.	**Krampfartige Schmerzen, die zum Zusammenkrümmen veranlassen,** und Kollern vor dem Stuhlgang, der im allgemeinen >; Rektum wund und kann vorfallen; Gefühl der Leere, Hinfälligkeit, Schwäche; nach unten ziehend.
Modalitäten (allgemein)	> Gehen.	< Druck (sehr schmerzhaft). > Liegen auf dem Bauch, Stuhlentleerung.
Durchfall	**Durchfall und Erbrechen gleichzeitig;** Entleerung bis zur **Erschöpfung; reichlicher Stuhl;** wäßrig, grün, farblos, große Menge.	**Explosionsartiger Durchfall** mit Blähungen; so reichlich, daß es zur Ohnmacht kommen kann; Durchfall ist übelriechend; reichlich, häufig, gußartig, kollernd, wäßrig; schmerzlos; hellgelb.
Modalitäten (Durchfall)		< 4 Uhr, nach dem Baden, saures Obst oder Dosenobst, Milch.
Übelkeit und Erbrechen	**Durchfall und Erbrechen gleichzeitig;** gewaltsames und exzessives Erbrechen.	Würgen; Aufstoßen riecht nach faulen Eiern.
Modalitäten (Übelkeit und Erbrechen)		
Begleitsymptome	**Kalter Schweiß auf der Stirn.**	Durchfall mit Leberschmerzen.
Psychische und allgemeine Symptome (s. a. Heilmittelbilder in Teil IV)	**Viel kalter Schweiß; Kälte; bläulich.** Sehr schnelles Einsetzen der Schwäche; **Erschöpfung;** Krämpfe.	Durst auf kaltes Wasser; kann benommen sein und sich die ganze Zeit ausstrecken wollen; Erschöpfung.

Mittel	*China*	*Bryonia*
Ursache und Einsetzen	Durchfall nachts.	Verkühlung; Überhitzung; besonders wenn zusammen mit kalten Getränken; Exzesse in der Ernährung.
Empfindungen	**Blähung, Aufgetriebensein zum Zerbersten, nicht > Aufstoßen.** Ständiges lautes Aufstoßen; schmerzhafte Eingeweide, kann sich nicht bewegen.	Stechend, schmerzhaft, empfindlich, brennend; verdorbener Magen; aufgetriebener Bauch, Gefühl, als würde er platzen; sehr berührungs- und druckempfindlich; Gewicht im Magen nach dem Essen; Durst.
Modalitäten (allgemein)	< Bewegung, Berührung, Kälte. > Wärme, Druck.	< **Bewegung,** Essen, Berührung, Druck (liegt mit angezogenen Beinen). > Anwendung von Wärme.
Durchfall	Reichlicher Durchfall; schmerzlos.	Gelber, breiiger Stuhl oder trockene und harte Verstopfung; vor dem Durchfall schneidende Schmerzen im Bauch; tagsüber.
Modalitäten (Durchfall)	< Nachts, nach dem Essen.	< Morgens, wenn der Patient beginnt, sich zu bewegen, **Bewegung.**
Übelkeit und Erbrechen	Schluckauf, Übelkeit und Erbrechen; bitteres, saures Aufstoßen; bitterer, salziger, übertriebener Geschmack.	Bitterer, ekelerregender Geschmack; gallenartiges Erbrechen; trockener Mund mit **Durst;** Übelkeit beim Wachwerden.
Modalitäten (Übelkeit und Erbrechen)	< Nachts, Obst, Wein, Fisch, Milch.	< **Bewegung,** nach dem Essen, Aufsitzen. > Reglos und flach liegen.
Begleitsymptome		Dick belegte weiße Zunge.
Psychische und allgemeine Symptome (s. a. Heilmittelbilder in Teil IV)		Möchte allein, in Ruhe gelassen werden; reizbar; möchte nicht reden oder denken.

Mittel	Natrium sulfuricum	Pulsatilla
Ursache und Einsetzen	Feuchtes Wetter.	Schwere Speisen.
Empfindungen	**Völle** und Gefühl des Aufgetriebenseins; **Blähungen** mit Rumpeln und Kollern; **schmerzhafte Blähungen.**	Aufgetriebenheit; kolikartige Schmerzen; Kollern; sehr empfindlich; Gefühl des Gewichts im Magen; herunterziehender, ziehender Schmerz; schneidende, **hin und her flitzende, sich ändernde Schmerzen;** schlechter Geschmack, trockener Mund, aber kein Durst.
Modalitäten (allgemein)	> Blähungen und Aufstoßen.	< **Morgens, Wärme, schwere, fette Speisen.** > **Frische Luft, Kälte,** leichte Bewegung.
Durchfall	Durchfall mit Schleim beim Aufstehen; Gefühl, als ob Durchfall kommen würde, aber es gehen nur Blähungen ab; gußartiger, dünner Durchfall, oft schmerzlos.	**Loser, wäßriger, grüner, ständig sich ändernder Stuhl; nicht zwei Stühle sind gleich;** wechselt mit Verstopfung; Blähungen; schleimiger Stuhl, weich; wenig Blut.
Modalitäten (Durchfall)	< Morgens, abends.	< **Abends und nachts, Reglosigkeit.** > **Leichte Bewegung.**
Übelkeit und Erbrechen	Bitteres Aufstoßen; schleimiger, bitterer Geschmack; bitteres Erbrechen.	Aufstoßen von bitterer Nahrung, Galle, < abends; schlechter Geschmack, < morgens; verminderter Geschmackssinn.
Modalitäten (Übelkeit und Erbrechen)		< Morgens, fette, schwere Speisen.
Begleitsymptome		**Kein Durst mit Trockenheit;** belegte Zunge.
Psychische und allgemeine Symptome (s. a. Heilmittelbilder in Teil IV)	Im allgemeinen < Wärme und feuchtes Wetter.	**Anhänglich, weinerlich, wechselhaft etc.**

Mittel	Gelsemium	Antimonium tartaricum
Ursache und Einsetzen	Erwartung, emotionale Erschütterungen.	**Saure** Nahrung, Obst oder Wein. Schnelle Erschöpfung.
Empfindungen		Aufgetriebenheit mit Blähungen, oft nur als Angst im Magen gespürt; auch kolikartige, schneidende Schmerzen. Im allgemeinen kein Durst, kann aber auch nach kalten oder sauren Dingen verlangen, die dann erbrochen werden.
Modalitäten (allgemein)		
Durchfall	Plötzlicher Durchfall durch nervöse Erwartung, Erregung; unwillkürlicher Stuhl oder Urin durch Lähmung bei Fieber.	
Modalitäten (Durchfall)		
Übelkeit und Erbrechen		**Ständige Übelkeit und äußerste Abneigung gegen Nahrung;** Abneigung gegen Milch – wird erbrochen; erbricht kalte oder saure Speisen; starkes Würgen und große Anstrengung, um zu erbrechen; erbricht viel Schleim; zäher, weißer, klebriger, fadenziehender Schleim; später Galle und bei all der Anstrengung Blut.
Modalitäten (Übelkeit und Erbrechen)		Erbrechen > Übelkeit, anders als *Ipecacuanha*.
Begleitsymptome	Verschwommenes, doppeltes oder undeutliches Sehen vor Kopfschmerzen.	
Psychische und allgemeine Symptome (s. a. Heilmittelbilder in Teil IV)	Herabsinken des Augenlids, kein Durst, schwach.	Reizbar, kalt, blaß und erschöpft; schwach und matt; möchte nicht berührt oder auch nur angesehen werden, möchte allein gelassen werden.

Mittel	Dulcamara	Sepia
Ursache und Einsetzen	Durchfall durch Verkühlung bei Überhitzung, durch Gehen vom Warmen ins Kalte, durch kalte Feuchtigkeit.	Schwangerschaft.
Empfindungen	Kolik, als ob Durchfall kommen würde; reißende, schneidende Schmerzen vor dem Stuhlgang.	Ohnmächtiges, leeres, elendes Schwächegefühl in der Magengrube, nicht > Essen; abwärts drängende Schmerzen im Becken; Stiche und Brennen; Aufgetriebensein mit Kollern und Blähungen.
Modalitäten (allgemein)		Schmerz < Erbrechen.
Durchfall	Durchfall bei Kindern; keine Verdauung; veränderliche Stühle wie *Pulsatilla;* oft gelb und wäßrig.	Durchfall durch Milch; chronischer Durchfall mit gallertartigen, klumpigen Stühlen; viel Schleim, sehr übler Geruch.
Modalitäten (Durchfall)	**< Kaltes, feuchtes Wetter.**	
Übelkeit und Erbrechen		Morgenübelkeit < oder > Essen; Übelkeit durch Geruch von Speisen oder Kochen; saures und bitteres Aufstoßen von Speisen; Erbrechen von Schleim und Galle; Gefühl der Elendigkeit, der Leere.
Modalitäten (Übelkeit und Erbrechen)		
Begleitsymptome		
Psychische und allgemeine Symptome (s. a. Heilmittelbilder in Teil IV)	Katarrhe < kalte Feuchtigkeit etc.	Abneigung gegen Nahrung, Fleisch, Fett und Brot. Gleichgültig, mag Aufsehen und Sympathie nicht; kurze Hitzeanfälle mit Schwitzen und Mattigkeit.

Mittel	*Antimonium crudum*	*Carbo vegetabilis*
Ursache und Einsetzen	Saurer Wein; Speisen, die nicht bekommen; Sommerdurchfall.	
Empfindungen	Abneigung gegen Speisen und Getränke; unter Umständen Verlangen nach Saurem, das >; Gefühl eines Kloßes im Magen; fühlt sich überladen, aufgetrieben; brennende Schmerzen; kein Durst.	Einschnürende und krampfartige Schmerzen durch Aufgetriebenheit mit Luft; Völlegefühl; Aufstoßen; saurer verdorbener Magen; Brennen; Blähungen; übelriechender Schweiß; wund am After.
Modalitäten (allgemein)		< Hinlegen, Druck. > **Aufstoßen.**
Durchfall	Klumpiger und flüssiger Durchfall; Stuhl wenig und oft, später schmerzhafter, erfolgloser Stuhldrang.	Durchfall und Blähungen; faulig; sehr übelriechend; blutige wäßrige Stühle; Schleim.
Modalitäten (Durchfall)		
Übelkeit und Erbrechen	Katarrh, Übelkeit und Erbrechen; ständige Übelkeit; Würgen nach dem Erbrechen, das nicht >.	Ständiges Aufstoßen und Hochkommen von Mageninhalt in die Speiseröhre; alles, was der Patient zu sich nimmt, scheint sich in Gase zu verwandeln.
Modalitäten (Übelkeit und Erbrechen)		> **Aufstoßen.**
Begleitsymptome	**Dicker, milchigweißer Belag auf der Zunge.**	**Kalter Schweiß;** Gesicht nach wenig Wein gerötet.
Psychische und allgemeine Symptome (s. a. Heilmittelbilder in Teil IV)	Sentimental, mürrisch; möchte noch nicht einmal angesehen werden.	**Kältegefühl,** friert leicht; Lufthunger, möchte kräftig Luft zugefächelt bekommen; träge, müde, geschwollen, aufgebläht; schlaff; blaß.

Mittel	Dioscorea
Ursache und Einsetzen	
Empfindungen	Starke schneidende, häufig kolikartige Schmerzen; kneifend, kollernd und gibt viel Wind ab; Schmerzen strahlen zu entfernten Körperteilen aus, kommen und gehen, erscheinen an einem anderen Ort wieder; unter Umständen schießende Schmerzen; Kolik im allgemeinen nicht > Stuhlgang; Mund trocken und bitter.
Modalitäten (allgemein)	< **Zusammenkrümmen,** Liegen. > **Ausstrecken** oder gerade Stehen, Bewegung, an der frischen Luft Spazierengehen.
Durchfall	Frühmorgens, treibt ihn aus dem Bett; gelblich; brennend.
Modalitäten (Durchfall)	< Morgens.
Übelkeit und Erbrechen	Saures Aufstoßen, Schwächegefühl in der Magengrube.
Modalitäten (Übelkeit und Erbrechen)	
Begleitsymptome	
Psychische und allgemeine Symptome (s. a. Heilmittelbilder in Teil IV)	Bei den Schmerzen reizbar; depressiv und Abneigung gegen Gesellschaft.

Auch *Apis, Calcium carbonicum, Eupatorium perfoliatum, Kalium bichromicum, Mercurius solubilis* und *Natrium muriaticum* können in Frage kommen; siehe die entsprechenden Heilmittelbilder in Teil IV.

Bauchschmerzen: Wann Sie Hilfe suchen sollten

Dringend, jetzt sofort!

– Bei ausgeprägten Anzeichen für Dehydration (Verlust von Körperflüssigkeiten), im allgemeinen aufgrund von Durchfall oder Erbrechen, besonders bei einem Säugling. Solche Anzeichen sind:

  1. Augen erscheinen eingesunken.

  2. Bei Babys ist die Fontanelle (weiche Stelle oben auf dem Kopf) eingesunken.

  3. Mund oder Augen sind trocken.

  4. Verlust der Hautspannung bzw. des Flüssigkeitsdrucks im Gewebe; kneifen Sie leicht in die Haut, normalerweise wird sie sofort in die Ausgangslage zurückkehren. Wenn nicht, weist dies auf eine starke Dehydration hin.

  5. Verminderte Menge an Urin. Er kann sehr streng riechen.

– Ständiges, wiederholtes Erbrechen.

– Wenn das Erbrochene blutstreifig ist oder wie Kaffeesatz aussieht.

– Wenn der Stuhl blutig, schwarz oder teerartig ist. Bluten aus dem Rektum bei Masern.

– Wenn ausgeprägte Bauchsymptome einer Kopf- oder Bauchverletzung folgen, besonders bei Erbrechen nach einer Kopfverletzung (siehe Teil III über Erste Hilfe).

– Bei starken Schmerzen irgendwo im Bauch.

– Wenn Kinder sich erbrechen, schreien und sich nicht trösten lassen oder lethargisch sind.

– Wenn der Verdacht einer Einnahme von Medikamenten, Drogen oder giftigen Substanzen besteht oder entsprechende Hinweise vorliegen. Bewahren Sie wenn möglich eine Probe der Substanz und des Erbrochenen für eine spätere Analyse auf.

Innerhalb von 24 Stunden

– Wenn die Leistengegend oder die Innenseite der Oberschenkel anschwillt, schmerzt oder empfindlich ist.

– Bei einer Verstopfung mit Schmerzen und/oder Erbrechen, die länger als einen Tag andauert.

– Bauchsymptome bei Patienten mit Diabetes können dringend werden; bei ihnen sollte immer früher Hilfe in Anspruch genommen werden.

– Ebenso bei Bauchsymptomen bei einer Schwangeren – wenn Sie Zweifel haben, suchen Sie Hilfe.

– Bei Anzeichen von Gelbsucht – gelbe Augen oder Haut, dunkler Urin und helle Stühle.

– Bei allen Symptomen, die den Harntrakt betreffen: Schmerzen, Absonderungen, Blutungen oder Sedimente im Urin, häufiger Drang. Besonders, wenn die auf den Harntrakt bezüglichen Symptome mit Rücken- oder Lendenschmerzen einhergehen, was auf eine Beeinträchtigung der Nieren hinweisen kann.

§ 10 Husten

Der Abschnitt über den *Husten* wird in Form einer Übersichtstabelle präsentiert, die die verschiedenen Charakteristika des Hustens in der linken Spalte zeigt. Die folgenden Symbole zeigen die Intensität bzw. die Wirkung jedes Mittels auf den Husten:

± + und ++   leicht, mäßig, stark
> und >>   Bedingungen, bei denen der Husten sich bessert
               bzw. deutlich bessert.
< und <<   Bedingungen, bei denen der Husten schlimmer
               bzw. deutlich schlimmer wird.

Ein »N« in der Spalte »Durst« steht für »Nein«. Das Wort »durch« gibt die Ursache des Hustens an.

Die Benutzung dieser Tabelle wird einfacher, wenn Sie ein Blatt Papier neben die Spalte *»Charakteristika«* legen und unter Verwendung der obigen Symbole die Symptome Ihres Patienten am Rand des Blatts vermerken. Sie können das Blatt dann quer über die Tabelle bewegen, die Symptome Ihres Falls mit jedem Mittel vergleichen und ein Zeichen bei denen machen, die am besten passen. Wählen Sie dann unter weiterer Zuhilfenahme der Heilmittelbilder in Teil IV Ihr Mittel aus dieser Liste.

Charakteristika	Aconitum	Allium cepa	Antimonium tartaricum	Arsenicum album	Bella-donna	Bryonia	Cau cum
Plötzliches Einsetzen	+				+		
Langsames Einsetzen			+			+	+
Locker		±	+	später +		+	
Trocken	+	±		früh +	+	+	±
Morgens				<<			<
Tagsüber					<	<	
Nachts	<<			<<	<	>	<
Locker morgens						+	
Trocken morgens			±			±	±
Trocken abends		±		+	+	±	
Trocken nachts	±			+	+	±	
Kruppartig	++	±		±	±		
Erstickend	±		+	±	±	±	±
Trockener Mund	+	±	+	+	+	+	±
Durst	+ Kälte		N	+ Kälte	+	+	
Trinken				<		< >	>
Trinken von Warmem				>>		>>	
Trinken von Kaltem				<<			>
Essen				<	<		<
Kalte Speisen		durch <	durch <				
Wärme	<	<<	<			<<	
Kälte				<<		durch <	<
Kaltes, feuchtes Wetter		durch <	durch <				
Kaltes, trockenes Wetter	durch <<						<
Frische Luft	<	< >		<<		>>	
Baden							
Bewegung				<	< ₅₄	<<	
Anstrengung							
Tiefes Atmen				<<		<	
Reden					<		<
Hinlegen			<	<		<	<<
Auf der linken Seite liegen							
Druck auf den Brustkorb					<	>	
Mit Brustschmerzen	±				+	+	
Mit Halsschmerzen	±	+			+	±	
Mit Heiserkeit	++	+	±	±	+	±	++
Mit Herpes				±			±

arakteristika	Drosera	Dulcamara	Euphrasia	Ferrum phosphoricum	Gelsemium	Hepar sulfuris	Ipecacuanha
tzliches Einsetzen							+
gsames Einsetzen				±	+		
ker		±	±	±		±	±
cken	±	±	±	±	±	±	±
orgens			<<			<	
gsüber			<<	<			
chts	<<	<	>>		<	<<	<<
ker morgens						+	
cken morgens						±	
cken abends						+	
cken nachts	+					+	+
ppartig	+				±	++	
tickend	+					+	+
ckener Mund		±		±	±		
rst		+	+		N		
nken	<<					<	
nken von Warmem							
nken von Kaltem					<		
sen					<	<	<
te Speisen						<	
rme	<<	<<	>			>	<
te		durch <	durch <	<		<<	
tes, feuchtes Wetter		<<					<
tes, trockenes Wetter						<<	
sche Luft	>	>	<<	<		<	>
den							
wegung			<<	<	zu schwach		
strengung							
fes Atmen	<<			<		<	
den	<<		<	<		<	±
legen	<<	<	>	<			<
f der linken Seite liegen	<						
ck auf den Brustkorb	>					<	
Brustschmerzen	+		±	±			
Halsschmerzen						±	
Heiserkeit	++	+	±		±	+	±
Herpes		±				±	±

Charakteristika	Kalium bichromicum	Kalium carbonicum	Lachesis	Lycopodium	Mercurius solubilis	Natrium muriaticum	Nux vom
Plötzliches Einsetzen							
Langsames Einsetzen							
Locker		±	±	±	±		
Trocken	±	+	+	±	±	+	+
Morgens	<<	<<		<	<	<	<<
Tagsüber		<	<<	<			
Nachts		<<	<<	<<	<<	<	
Locker morgens						±	±
Trocken morgens	±	+		±			±
Trocken abends	±	+	±	+	±	±	+
Trocken nachts		+	+	+	+	±	+
Kruppartig	+		+				
Erstickend		±	beimAufwachen			+	
Trockener Mund	+	±	+	+	+	+	+
Durst			+		+	+ Kälte	
Trinken		< >	<	<			
Trinken von Warmem				>>			>>
Trinken von Kaltem				<	<		
Essen	<<	<<		<			<<
Kalte Speisen					<		
Wärme	>	>	<	<			>
Kälte	<	<<	<				trocke
Kaltes, feuchtes Wetter	<	<					
Kaltes, trockenes Wetter							<<
Frische Luft		<	<	<			
Baden							
Bewegung	<	<		<	<		<
Anstrengung		<		<	<	<	<
Tiefes Atmen	<		<	<	<		
Reden			<		<		
Hinlegen	>	<	<	<	<		
Auf der linken Seite liegen				<	<		
Druck auf den Brustkorb							
Mit Brustschmerzen	±	±				±	±
Mit Halsschmerzen	±	±	±				±
Mit Heiserkeit	+		±	±	±	±	±
Mit Herpes						+	

Charakteristika	Phosphorus	Pulsatilla	Rhus toxicodendron	Rumex	Spongia	Sulfur	
Plötzliches Einsetzen							
Langsames Einsetzen					±		
Locker	±	vormittags		±		±	
Trocken	+	nachmittags	±	±	+	+	
Morgens	<<	<<		<<		<<	
Tagsüber	<<					<	
Nachts	<	<<	<	<<	<	<<	
Locker morgens	±	+				+	
Trocken morgens			+			±	
Trocken abends	+	+	+		+	+	
Trocken nachts	+	+	+		+	+	
Kruppartig	+			±	++		
Erstickend	±	±			±	+	
Trockener Mund	+	±	+		+	+	
Durst	+	N	+			+	
Trinken	<				>>		
Trinken von Warmem			>>		>		
Trinken von Kaltem	<		<		<		
Essen	<			<<	<	<	
Kalte Speisen							
Wärme		<<			<<	<	
Kälte	<<	>	durch <<	<	durch	<	
Kaltes, feuchtes Wetter			durch <			<	
Kaltes, trockenes Wetter	<			<	<		
Frische Luft	<<	>>	<	<<		< >	
Baden			<<			<	
Bewegung	<	>		<			
Anstrengung		<<				<	
Tiefes Atmen	<	±		<	<	<	
Reden	<			<<	<	<	
Hinlegen	<	<<	<	<<	<	<	
Auf der linken Seite liegen	<			<		<	
Druck auf den Brustkorb	>						
Mit Brustschmerzen	+	+	+	±	+		
Mit Halsschmerzen	+	±			±		
Mit Heiserkeit	+		+	+	+		
Mit Herpes			+		±	±	

Auch *Apis, Calcarea carbonica* und *Eupatorium perfoliatum* können in Frage kommen; siehe die entsprechenden Heilmittelbilder in Teil IV.

Husten: Wann Sie Hilfe suchen sollten

Dringend, jetzt sofort!
- Wenn das Atmen sehr schwer fällt: Kurzatmigkeit, keuchende, mühsame, schnelle oder flache Atmung.
- Wenn das Bewußtsein des Patienten beeinträchtigt ist: Verwirrtheit, Benommenheit.
- Bei starken Schmerzen im Brustkorb.
- Wenn etwas Festes in die Luftröhre geraten ist. Wahrscheinlich wird es zu einem starken Husten kommen; dies ist aber nicht immer der Fall, und der Husten kann aufhören. Suchen Sie eiligst Hilfe.
- Wenn Lippen, Zunge oder Gesicht des Patienten sich bläulichrot verfärben.

Innerhalb von 24 Stunden
- Wenn der Husten ohne Besserung eine Woche oder länger andauert und der Patient sehr schwach, müde und energielos ist.
- Bei mühsamer oder schneller Atmung. Bei unerwartetem Keuchen oder Brustschmerzen. Je jünger der Patient und je größer die Atemschwierigkeit, desto dringender ist Hilfe erforderlich.
- Bei starkem Husten, der bei Masern ohne Anzeichen einer Besserung 4 Tage oder länger andauert.

Konsultieren Sie gegebenenfalls andere Kapitel.

§ 11 Blasenentzündung

Obwohl jede einzelne Blasenentzündung durch die mit Hilfe der folgenden Tabellen ausgewählten Mittel gelindert werden kann, wird dadurch die Neigung zu einer Wiederholung der Krankheit wahrscheinlich nicht beeinflußt. Dazu ist eine Konstitutionsbehandlung erforderlich (siehe »§ 23 Gesundheitsstörungen, die eine konstitutionelle Therapie erfordern«). Eine Blasenentzündung ist bei Frauen relativ häufig. Bei Männern ist sie selten und sollte immer mit Ihrem Arzt/Heilpraktiker überprüft werden, denn möglicherweise weist sie auf eine andere Störung im Harntrakt hin.

Im allgemeinen hilft bei einer Blasenentzündung das Trinken großer Mengen klarer Flüssigkeit. Klares Wasser (in Flaschen oder gefiltert) ist am besten. Frische Gemüse, Salate und süßes Obst sind gut. Der Verzehr von sauren oder säureproduzierenden Früchten und Getränken (Nahrungsmittel, die raffinierten Zucker enthalten, Tee, Kaffee, Alkohol, Zitrusfrüchte und Säfte etc.) sollte möglichst vermieden oder eingeschränkt werden (obwohl ein hausgemachtes Getränk aus Gerstenextrakt mit Zitrone ein nützliches traditionelles Heilmittel ist).

Eine akute Blasenentzündung geht im allgemeinen mit einem Überschuß an Säure im Körper einher. *Natrium phosphoricum* D 6 drei- oder viermal täglich **zusätzlich** zum angezeigten Mittel hilft dem Körper oft, dieses Säureungleichgewicht zu berichtigen, und erlaubt dem angezeigten Mittel so, effizienter und schneller zu wirken.

Mittel	Sarsaparilla	Natrium muriaticum
Ursache und Einsetzen	Verkühlung. Kaltes, feuchtes Wetter.	
Empfindungen	Erfolgloser Harndrang oder Abgang von nur wenigen Tropfen, manchmal > Aufstehen. Möglicherweise nachts Bettnässen. Starker Schmerz. **Schneidende Schmerzen. Unerträglicher Schmerz gegen Ende des Harnlassens** – das Harnlassen selbst kann schmerzlos sein. Schmerzhafter und erfolgloser Harndrang **nach dem Harnlassen.**	Schneiden und Brennen in der Harnröhre **direkt nach dem Harnlassen.** Harnabgang beim Husten, Gehen etc. Gibt große Mengen Urin ab. Absonderung von klarem Schleim aus der Harnröhre.
Sitz	**An der Öffnung der Harnröhre.** In der Harnröhre.	**Harnröhre,** Blase.
Modalitäten	**< Am Ende des Harnlassens.** Während der Menstruation.	**< Direkt nach dem Harnlassen.**
Urin	Übelriechender, trüber Urin. Oft ein schmutziggraugrünes Sediment. Blaß, grün. Manchmal blutig. Schleim und/oder Sediment – sandiger Urin. Weißer Sand mit Schleim, flockiger Urin.	Manchmal rotes Sediment.
Begleitsymptome	Entzündung der Nieren, besonders wenn rechtsseitig – siehe »Blasenentzündung: Wann Sie Hilfe suchen sollten«	
Auffallende Symptome		
Psychische und allgemeine Symptome (s. a. Heilmittelbilder in Teil IV)		

Mittel	Ferrum phosporicum	Kalium muriaticum
Ursache und Einsetzen	Langsames Einsetzen, oft über mehrere Stunden oder 1 oder 2 Tage hinweg. Durch Kälte oder Überanstrengung.	
Empfindungen	Tagsüber unwiderstehlicher Harndrang. Harnlassen nach jedem Trinken. Brennend und roh. Stechende Schmerzen.	Wunde, schneidende, beißende Schmerzen. Tröpfeln von Urin.
Sitz	Entlang der Harnröhre und **am Blasenhals** (Übergang Blase/Harnröhre).	
Modalitäten	Harndrang < Aufstehen.	
Urin	Normale Farbe und klarer Urin. Wenn er sehr trüb ist, sollten Sie *Kalium muriaticum* in Erwägung ziehen. Unterdrückt und spärlich oder exzessive Mengen.	**Dicker, weißer Schleim vorhanden.** Dunkler Urin.
Begleitsymptome	Husten kann dazu führen, daß Urin abgeht.	Unter Umständen gleichzeitig Schmerzen in den Nieren – siehe »Nierenentzündung: *Wann Sie Hilfe suchen sollten*«. Weißer oder grauer Belag an der Zungenbasis.
Auffallende Symptome		
Psychische und allgemeine Symptome (s. a. Heilmittelbilder in Teil IV)	Nützlich im ersten Stadium einer Blasenentzündung, bevor es zu Absonderungen oder einer starken Trübung des Urins kommt. Wird häufiger mit nervösen, sensiblen, blassen Menschen in Verbindung gebracht, die leicht rot werden.	Folgt gut auf *Ferrum phosporicum,* wenn der Urin trüb wird.

Mittel	*Kalium phosporicum*	*Apis mellifica*
Ursache und Einsetzen	Aufregung, Überarbeitung oder Sorgen.	
Empfindungen	Häufiges Harnlassen oder große Mengen. Urin hört auf und fängt wieder an. Inkontinenz aufgrund nervöser Schwäche – kann wegen Schwäche der Schließmuskeln den Urin nicht halten. **Brennen und Gefühl des Verbrühens beim Harnlassen** und nachher. Schneidende Schmerzen. Jucken in der Harnröhre.	Ständiger oder häufiger **Wunsch, Harn zu lassen,** aber trotz großer Anstrengung gehen nur kleine Mengen oder Tropfen ab. Muß pressen, damit Urin abgeht. Spärlicher Urin. **Stechende Schmerzen.** Brennende, drückende Schmerzen. Schmerzen und Harndrang stark. Letzte Tropfen brennen und stechen.
Sitz	**Blase.** Manchmal Harnröhre.	Blase
Modalitäten	< Während und nach dem Harnlassen.	< **Wärme.** Nachts. > Kälte.
Urin	Gelb oder milchig.	**Spärlicher Urin.** Blutiger Urin, stinkend.
Begleit-symptome	Blut aus der Harnröhre.	Kein Durst. Bauchbereich überaus berührungsempfindlich. Unter Umständen **Schwellung** an der Harnröhrenöffnung. Entzündung der Nieren – siehe »Blasenentzündung: Wann Sie Hilfe suchen sollten«
Auffallende Symptome		
Psychische und allgemeine Symptome (s. a. Heilmittelbilder in Teil IV)	Blasenentzündung mit ausgeprägter Schwäche und Erschöpfung. Nervöse Schwäche. Für geschwächte, ausgelaugte und ängstliche Menschen.	Besonders wenn irgendwo eine Schwellung vorliegt und es dem Patienten heiß ist, er nach kühler Luft verlangt und es ihm dadurch bessergeht.

^

Mittel	*Cantharis*	*Causticum*
Ursache und Einsetzen	Schnelles Erreichen eines ernsten Zustands.	Kälte.
Empfindungen	**Brennen beim Harnlassen. Unerträglicher Harndrang,** den das Harnlassen möglicherweise nicht lindert. Unter Umständen kann Urin nur **in Tropfen** unter extremen Schmerzen abgegeben werden. **Ständiger starker Wunsch, Harn zu lassen. Brennende,** schneidende und stechende Schmerzen. **Starke Schmerzen.**	Tag und Nacht **häufiger Wunsch, Harn zu lassen,** aber erfolglos – es geht kein Urin ab oder nur sehr wenig, oder der/die Patient/in muß lange auf ein kleines Ergebnis warten, und der Drang kommt bald danach wieder. Brennen beim Harnlassen. Manchmal geht beim Husten, Gehen, Schlafen etwas Urin ab.
Sitz	Blase, Blasenhals und Harnröhre.	
Modalitäten	< Vor, während und nach dem Harnlassen. Kalte Getränke.	< Während des Harnlassens.
Urin	**Blutiger Urin,** oft sehr blutig.	Unter Umständen Sedimente. Verschiedenfarbig, dunkel bis hell.
Begleitsymptome	Entzündung der Nieren – siehe »Blasenentzündung: Wann Sie Hilfe suchen sollten«	Unter Umständen Krämpfe im Rektum und Verstopfung.
Auffallende Symptome		Jucken an der Harnröhrenöffnung.
Psychische und allgemeine Symptome (s. a. Heilmittelbilder in Teil IV)	Kann sich zusammenkrümmen und vor Schmerzen schreien – eine wirklich **schwere Blasenentzündung. Intensität und Schnelligkeit** kennzeichnen dieses Mittel. Großer Durst. Ängstlich, unruhig, besorgt, möchte sich ständig bewegen.	

Mittel	Magnesium phosphoricum	Mercurius solubilis
Ursache und Einsetzen		
Empfindungen	**Ständiger Harndrang jedesmal beim Stehen oder Gehen.** Blasenkrämpfe, krampfartige Harnverhaltung. Schmerzhafter Drang. **Krampfartige Schmerzen.** Schießende, brennende Schmerzen beim Harnlassen. Schneidende Schmerzen in der Blase vor dem Harnlassen.	**Unkontrollierbarer Harndrang. Ständiger Wunsch, kein Aufgeben.** Urin geht in kleinen Mengen ab. Spärlicher Urin, der sehr langsam abgeht. **Brennende Schmerzen;** *Mercurius solubilis* ist besonders angezeigt, **wenn diese Schmerzen schlimmer sind, wenn kein Harn gelassen wird.**
Sitz	Blase.	Harnröhre.
Modalitäten	> Wärme und Druck, Zusammenkrümmen.	< **Nachts,** wenn kein Harn gelassen wird, möglicherweise auch vor, zu Beginn oder am Ende des Harnlassens. > Im allgemeinen zu Beginn des Harnlassens.
Urin	Manchmal Harngrieß.	Dunkler Urin, Blut, Schleim.
Begleitsymptome		Urin kann wund machen, Jucken und Entzündung verursachen.
Auffallende Symptome		Schmerzen <, wenn nicht uriniert wird, > zu Beginn des Harnlassens.
Psychische und allgemeine Symptome (s. a. Heilmittelbilder in Teil IV)		

Mittel	*Pulsatilla*	*Nux vomica*
Ursache und Einsetzen	Naß und kalt werden, nasse Füße.	**Exzesse** – Essen, Alkohol, Kaffee, etc.
Empfindungen	**Kann nicht auf dem Rücken liegen, ohne den Wunsch zu haben, Harn zu lassen. Starker Drang.** Erfolgloser Drang. Muß sich konzentrieren, um den Urin zu halten. Kann im Schlaf Urin abgeben. Urin tröpfelt nur heraus – kann beim Husten oder Niesen etc. tröpfchenweise abgehen. Unter Umständen auch reichlicher Urin. Stechen und Brennen. Druck oder Krampf in der Blase.	**Häufiger,** dringender Wunsch zu urinieren, **aber erfolglos, es kommt nichts.** Möglicherweise leichte Inkontinenz. Brennender oder drückender Schmerz in der Blase beim Harnlassen. Schmerzen in der Harnröhre vor oder beim Harnlassen. Jucken in der Harnröhre oder Schmerzen im Blasenhals beim Harnlassen.
Sitz		
Modalitäten	**Drang** < **auf dem Rücken liegen.**	< Beim Harnlassen. Kälte und Zugluft. > Auf dem Rücken liegen.
Urin	Blutig.	
Begleitsymptome		Schmerzen in der Harnröhre beim Wasserlassen mit dem starken Drang, den Darm zu entleeren.
Auffallende Symptome		
Psychische und allgemeine Symptome (s. a. Heilmittelbilder in Teil IV)	Leicht gekränkte, weinerliche, wechselhafte Menschen. Mögen keine Hitze und Stickigkeit. Kein Durst etc.	Reizbare, sensible, nervöse, kälteempfindliche Menschen.

Mittel	*Staphisagria*	*Sulfur*
Ursache und Einsetzen	Unterdrückte Gefühle, Entrüstung.	
Empfindungen	Häufiger und schmerzhafter Harndrang. Unwillkürliches Abgehen von Urin. Brennen beim und nach dem Harnlassen. Unter Umständen > beim Harnlassen: brennt in der Harnröhre nur, wenn **nicht** uriniert wird.	Häufiger Drang, besonders nachts. Inkontinenz nachts. Plötzlicher Harndrang und muß sich beeilen, aber dann kommen nur ein paar Tropfen. **Brennen** in der Harnröhre beim Harnlassen, das noch lange nachher andauert.
Sitz	Harnröhre.	Harnröhre.
Modalitäten	< Bewegung, Gehen etc. > Manchmal beim Harnlassen.	< Beim Harnlassen. Häufigkeit < nachts.
Urin	Blutig.	Wie braunes Bier. Schleim oder Eiter im Urin. Übelriechend.
Begleitsymptome	Beißender Urin – kann die Stellen wund machen, mit denen er in Berührung kommt.	Blasenentzündung kann einer Erkältung folgen (Schnupfen). Beißender Urin – macht die Stellen wund, mit denen er in Berührung kommt.
Auffallende Symptome	Gefühl, als würde ständig ein Tropfen Urin durch die Harnröhre fließen, > beim Harnlassen.	
Psychische und allgemeine Symtome (s. a. Heilmittelbilder in Teil IV)	Entrüstung mit Zittern. Das Gefühl, bei einem Ereignis vor der Blasenentzündung angegriffen worden zu sein oder die eigenen Bedürfnisse nicht erfüllt bekommen zu haben, kann ein starker Hinweis auf dieses Mittel sein. Jedes Gefühl der Vergewaltigung. Kann daher ein Mittel für die sogenannte »Flitterwochen-Blasenentzündung« sein, bei der der Körper sich vergewaltigt fühlt, auch wenn die Frau sich nicht so fühlt. Bei sensiblen, empfindlichen Menschen. Jemand, der leicht verletzt ist, seine innere Wut aber nicht äußert etc.	

Mittel	*Lycopodium*
Ursache und Einsetzen	
Empfindungen	**Häufiger Harndrang,** aber erfolglos, **muß lange warten,** bevor Urin abgeht, dabei ständig Empfindung des Abwärtsdrängens – hält unter Umständen den Bauch mit den Händen. **Gibt nachts mehr Urin ab als tagsüber.** Inkontinenz nachts, im Schlaf. Dumpfer Druck und Schweregefühl in der Blase. Schneidende, stechende Schmerzen. Kind schreit vor dem Wasserlassen und wirft sich herum, weil es nicht kann und das Harnlassen schmerzt.
Sitz	
Modalitäten	> Autofahren, bewegt, geschaukelt werden.
Urin	Milchig, trüb, blutig. Roter Sand im Urin.
Begleitsymptome	Nierenkolik – siehe »Blasenentzündung: Wann Sie Hilfe suchen sollten«. Probleme mit Blähungen, fühlt sich aufgetrieben, auch wenn nur sehr wenig gegessen wurde.
Auffallende Symptome	
Psychische und allgemeine Symptome (s. a. Heilmittelbilder in Teil IV)	

Blasenentzündung: Wann Sie Hilfe suchen sollten

Dringend, jetzt sofort!
- Bei Fieber und einer Nierenentzündung. Sie verursacht Schmerzen im Nierenbereich, das heißt an den Lenden. Sie befinden sich oberhalb der Taille beidseits der Wirbelsäule. Wenn Sie die Hände mit nach hinten weisenden Fingern auf die Hüften legen und sie dann 3 bis 5 Zentimeter nach oben über den Rippenbogen schieben, bedecken sie die Lenden.

Innerhalb von 24 Stunden
- Wenn irgendein Symptom sehr heftig ist.
- Bei merklichem Fieber (über 38,4 °C).
- Bei viel Blut im Urin. Es kann rosa, rot oder blaßbraun wie Tee (mit Milch) sein.
- Bei Erbrechen oder starken Kopfschmerzen.
- Wenn Hände, Gesicht oder Knöchel anschwellen.
- Männer mit Blasenentzündung sollten einen Arzt/Heilpraktiker konsultieren, vor allem wenn sie immer wieder auftritt. Sie kann auf andere Probleme im Harntrakt hinweisen, von denen einige langfristig ernst sein können.

§ 12 Menstruationsschmerzen

Obwohl Menstruationsschmerzen jeden Monat durch die mit Hilfe der folgenden Tabellen ausgewählten Mitteln gelindert werden können, wird die periodische Natur dieser Probleme dadurch wahrscheinlich nicht beeinflußt. Dazu ist eine Konstitutionsbehandlung erforderlich (siehe »§ 23 Gesundheitsstörungen, die eine konstitutionelle Therapie erfordern«).

Im allgemeinen trägt regelmäßiger Sport dazu bei, Menstruationsschmerzen zu lindern; während der schmerzhaften Zeit sind vor allem Übungen hilfreich, die den Beckenbereich mobilisieren. Bei Yoga sollten Sie daran denken, Umkehrstellungen während der Menstruation zu vermeiden. Masturbation hilft manchen Frauen mit besonders heftigen Schmerzen.

Mittel	*Magnesium phosphoricum*	*Colocynthis*
Empfindungen	**Kolikartige, krampfartige Schmerzen, > heiße Wärmflasche, fester Druck** (Faust auf den Unterbauch oder fester Druck auf den Rücken).	**Kolikartige, krampfartige Schmerzen, > ständiger Druck** und Wärme, ganz ähnlich wie *Magnesium phosphoricum*. Heftige Schmerzen in den Eierstöcken besonders vor der Periode.
Ausstrahlung (wo geht der Schmerz hin?)	Schmerzen können sich in alle Richtungen verbreiten.	Wadenkrämpfe.
Modalitäten	< Kälte und Zugluft > **Wärme und fester Druck,** Zusammenkrümmen.	< Nachts. Unterdrückte Wut. > **Ständiger Druck, Zusammenkrümmen,** Wärme.
Blutung		
Begleitsymptome	Saubere Zunge. Rückenschmerzen > Druck und Hitze.	Belegte Zunge. Wadenkrämpfe. Krämpfe können mit Benommenheit wechseln.
Auffallende Symptome		
Psychische und allgemeine Symptome (s. a. Heilmittelbilder in Teil IV)	Wahrscheinlich das bei Menstruationskrämpfen am häufigsten angezeigte Mittel. Keine bemerkenswerten psychischen Symptome. Bei starker Reizbarkeit und dem Wunsch, daß die Schmerzen sofort gelindert werden, spricht dies für *Colocynthis*.	Unruhig – Ruhe treibt zur Verzweiflung. **Reizbar** und wütend, anders als *Magnesium phosphoricum*. Verlangt sofortige Linderung der Schmerzen. Kann es möglicherweise nicht vertragen, jemanden um sich herum zu haben. Schmerzen können Wut, Entrüstung, Groll oder Trauer folgen oder durch sie verschlimmert werden.

Mittel	Belladonna	Nux vomica
Empfindungen	Heftige Schmerzen **beginnen und enden plötzlich. Starke** Krämpfe aufgrund der Schmerzen. Krämpfe oder schwere, nach unten drängende Druckschmerzen, als würde alles aus dem Becken herausfallen (wie *Sepia*). Durchdringende Schmerzen > Rückwärtsbeugen. Unter Umständen bei den Schmerzen ein Gefühl der Hitze.	Schmerzen und Krämpfe **im Kreuz (Sakrum).** Unter Umständen verbunden mit Stuhldrang, auch ohne Darmbewegung. Nach unten drängende Schmerzen, die sich auf das Rektum ausdehnen.
Ausstrahlung (wo geht der Schmerz hin?)		Schmerzen im Kreuz (Sakrum). Schmerzen dehnen sich zum Rektum aus.
Modalitäten	< **Erschütterung, Gehen, Bewegung,** Vorwärtsbeugen. Vor und während der Menstruation. > Druck (die nach unten drängenden Schmerzen). Aufrichten oder Rückwärtsbeugen.	< **Während der Blutung** – alle Symptome. > Zusammenkrümmen.
Blutung	Hellrot. Klumpig. Schwer.	Reichlich und lange anhaltend.
Begleitsymptome	Eierstockschmerzen vor oder während der Periode mit typischen *Belladonna*-Modalitäten. < Erschütterung, Bewegung etc. Kopfschmerzen vor und während der Menstruation. Unter Umständen gerötetes Gesicht, heißer Kopf, kalte Gliedmaßen.	Ständiger, aber erfolgloser Stuhl- oder Harndrang. Unter Umständen ständige Übelkeit, auch mit Ohnmacht.
Auffallende Symptome		
Psychische und allgemeine Symptome (s. a. Heilmittelbilder in Teil IV)	Kann sehr sensibel sein, kann eine Berührung des Körpers nicht ertragen.	Kann sehr reizbar, kritisch und nörglerisch sein. Hält Wut nicht zurück. Unter Umständen starke Empfindlichkeit gegen Licht, Geräusche und Gerüche. Friert leicht.

Mittel	Conium	Pulsatilla
Empfindungen	Stechende Schmerzen in den Brüsten oder Brustwarzen mit Schwellung und Berührungsempfindlichkeit. Stechende Schmerzen in den Eierstöcken.	Alle Arten von Schmerz. Schmerzen, die sich in bezug auf Zeit und Ort ständig ändern.
Ausstrahlung (wo geht der Schmerz hin?)	**Zieht zu den Oberschenkeln hinunter.**	Geht zu verschiedenen Stellen.
Modalitäten		< Warmer Raum. > Frische Luft. Zusammenkrümmen.
Blutung	Kann spärlich sein.	Kann spät oder unregelmäßig sein, nur tagsüber.
Begleitsymptome	Schwere, geschwollene, knotige Brüste vor und unter Umständen auch während der Menstruation. **Schwindel (Benommenheit) < den Kopf drehen.**	Übelkeit, Erbrechen oder Durchfall. Ohnmacht. Kopfschmerzen. Rückenschmerzen.
Auffallende Symptome		
Psychische und allgemeine Symptome (s. a. Heilmittelbilder in Teil IV)	**Erschöpft, schwach und zitternd –** auch Herzklopfen. Leicht durch Geräusche erschreckt.	Schmerzen können die Patientin zum Schreien veranlassen. Sentimental, weinerlich, möchte Gesellschaft und Aufmerksamkeit. Reizbar, aber weniger als _Nux vomica_. Siehe das typische _Pulsatilla_-Bild in Teil IV. Das kann Sie zu _Pulsatilla_ führen.

Mittel	*Chamomilla*	*Lachesis*
Empfindungen	**Krämpfe und nach unten drängende Schmerzen.** Heftige Schmerzen, die die Patientin zum Schreien veranlassen können. Unerträgliche Schmerzen.	Uteruskrämpfe und Schmerzhaftigkeit. Eierstockschmerzen, besonders **links.**
Ausstrahlung (wo geht der Schmerz hin?)	Die Innenseite der Oberschenkel auf und ab. Von der Rückseite der Oberschenkel zur Innenseite.	Zu Rücken, Brustkorb, Oberbauch.
Modalitäten	< Nachts. Wird wütend. > **Wärme.**	< Enge Kleidung um die Taille herum. > **Sobald die Blutung einsetzt – alle Symptome.**
Blutung	Dunkles Blut. Reichlich.	Je geringer, desto schmerzhafter.
Begleitsymptome	Heißes, gerötetes Gesicht und heißer Schweiß bei den Krämpfen.	Rückenschmerzen. Benommenheit. Kopfschmerzen.
Auffallende Symptome		
Psychische und allgemeine Symptome (s. a. Heilmittelbilder in Teil IV)	**Ausgesprochen reizbar und kritisch.** Jammernde Unruhe. Mürrisch. Ungeduldig und kann Schmerzen nicht ertragen – sehr schmerzempfindlich. Siehe das typische *Chamomilla*-Bild in Teil IV.	Kann zur Zeit der Menstruation besonders heiß sein und braucht frische Luft.

Mittel	*Sepia*	*Cocculus*
Empfindungen	**Ziehende, drückende, nach unten drängende Schmerzen. Schmerzen wie von einem Ball.** Gefühl, als würde das Innere herausfallen – sitzt daher mit gekreuzten Beinen, was hilft. Dumpfe Schmerzen wie zerschlagen.	Krämpfe, kneifende Schmerzen. Koliken, drückende Schmerzen. Uterusschmerzen.
Ausstrahlung (wo geht der Schmerz hin?)		
Modalitäten	< **Während der Menstruation.** Stehen, Gehen, Harnlassen. > Die Beine kreuzen, anstrengende Gymnastik oder sonstige körperliche Betätigung.	< Bewegung wie beim Autofahren. Atmen.
Blutung	Kann spärlich sein.	Reichlich, dunkel.
Begleitsymptome		Aufgetriebener Bauch. Schwäche. Hämorrhoiden.
Auffallende Symptome	Gefühl eines **Balls oder Pflocks** an der betreffenden Stelle.	
Psychische und allgemeine Symptome (s. a. Heilmittelbilder in Teil IV)		Kann während der Blutung sehr schwach und äußerst erschöpft sein.

Mittel	Cimicifuga	Calcium phosphoricum
Empfindungen	Menstruationskrämpfe, die **überall herumziehen. Schießen von einer Seite zur anderen.** Schmerzen quer durch das Becken von Hüfte zu Hüfte. **Durchdringende,** schießende Schmerzen.	Schwere, nach unten drängende Schmerzen vor und während der Menstruation.
Ausstrahlung (wo geht der Schmerz hin?)	**Kreuzschmerzen** während der Menstruation.	Starke Rückenschmerzen.
Modalitäten	< Bewegung. Während der Menstruation.	< Jeder Wetterwechsel. Schmerzen < nach Stuhlgang oder Harnlassen.
Blutung	Je stärker die Blutung, desto stärker der Schmerz. Reichlich, dunkel, klumpig. **Unregelmäßige Menstruation.**	Späte Menstruation mit starken Rückenschmerzen. Wenn die Periode spät einsetzt, ist das Blut dunkel, klumpig, schwer.
Begleitsymptome	Schmerzen bewegen sich an der Vorderseite der Oberschenkel auf und ab.	Rheumatische Schmerzen in den Gelenken. Schmerzen mit starken Rückenschmerzen, Schwindel, gesteigertem sexuellen Verlangen oder pochenden Kopfschmerzen.
Auffallende Symptome	**Herumziehende Schmerzen.**	
Psychische und allgemeine Symptome (s. a. Heilmittelbilder in Teil IV)	**Erregung und Schmerz.** Sehr empfindlich **gegen Schmerz, kann ihn nicht ertragen.**	Gesteigertes sexuelles Verlangen vor der Menstruation, große Schwäche und Mattigkeit nachher.

Mittel	*Ferrum phosphoricum*	*Kalium phosphoricum*
Empfindungen	Gefühl der **Blutüberfülle.** Druck im Bauch, im Kreuz und auf dem Scheitel. Nach unten drängende Schmerzen. Vagina trocken, heiß und empfindlich.	Große Schmerzen während der Blutung. Kolik, Schwere und Gefühl des Vollseins.
Ausstrahlung (wo geht der Schmerz hin?)	Ständige, dumpfe Eierstockschmerzen.	Schmerzen im Kreuz (Sakrum).
Modalitäten		
Blutung	Hellrot.	**Dünn,** manchmal stark riechend. Unregelmäßige Menstruation, zu früh oder zu spät.
Begleitsymptome	Menstruation mit **gerötetem Gesicht und schnellem Puls.** Erbrechen unverdauter Nahrung.	Dumpfe Kopfschmerzen während der Menstruation.
Auffallende Symptome	**Menstruation mit Druckschmerz auf dem Scheitel.**	
Psychische und allgemeine Symptome (s. a. Heilmittelbilder in Teil IV)	Wenn diese Symptome mit Rötung und Blutüberfülle jeden Monat wiederkehren, ist das Mittel möglicherweise wirksamer, wenn mit der Einnahme ein paar Tage vor dem erwarteten Einsetzen der Periode begonnen wird.	Blasse, weinerliche, reizbare, sensible Frauen. Gesteigertes sexuelles Verlangen nach der Menstruation.

Mittel	*Calcium fluoratum*
Empfindungen	Sehr starke Blutung mit nach unten drängenden Schmerzen in Uterus und Oberschenkeln.
Ausstrahlung (wo geht der Schmerz hin?)	Oberschenkel.
Modalitäten	
Blutung	**Sehr starke Blutung, fließt nur so heraus.**
Begleitsymptome	Harte Knoten in den Brüsten bei oder vor der Menstruation.
Auffallende Symptome	
Psychische und allgemeine Symptome (s. a. Heilmittelbilder in Teil IV)	Ein nützliches Mittel bei Problemen mit schlaffen Venen und lokaler Blutüberfülle, z. B. Krampfadern, Hämorrhoiden etc.

Menstruationsschmerzen: Wann Sie Hilfe suchen sollten

Dringend, jetzt sofort!
- Bei ungewöhnlich starken Schmerzen.
- Wenn eine Blutung ausgeblieben ist, die Möglichkeit einer Schwangerschaft besteht und es zu starken oder ungewöhnlichen Schmerzen mit oder ohne Blutung kommt.

Innerhalb von 24 Stunden
- Bei einer bedeutenden Zwischenblutung, auch wenn diese schmerzlos ist.
- Bei wiederholten kleineren, unerklärlichen Zwischenblutungen.
- Bei jeder untypischen Absonderung aus der Vagina, besonders wenn sie mit Schmerzen im Unterbauch oder Fieber einhergeht.
- Wenn sich auf, in oder in der Nähe der Genitalien Herpes entwickelt.
- Wenn Sie mit jemandem Geschlechtsverkehr hatten, von dem Sie wissen, daß er eine sexuell übertragbare Krankheit wie Gonorrhöe, Syphilis oder Chlamydia hat.

§ 13 Ausfluß (vaginaler Soor)

Zu diesem Leiden kommt es oft, wenn das Körpersystem aus dem Gleichgewicht kommt. Dies kann mit dem Gebrauch von Medikamenten, insbesondere Antibiotika, zusammenhängen. Der den Soor (Candidose der Vagina) auslösende Organismus ist ein Hefepilz namens *Candida albicans*, der sich eigentlich immer auf der Haut befindet. Er wird nur zu einem Problem, wenn die Umgebung seine übermäßige Vermehrung fördert.

Es gibt verschiedene Maßnahmen zur Reduzierung oder Beseitigung der Beschwerden. Versuchen Sie erstens, kein Milieu zu schaffen, in dem der Pilz gut gedeiht. Er mag feuchte, nasse Orte ohne Luftzufuhr mit einem etwas alkalischeren pH-Wert, als normalerweise in der Vagina üblich ist (im allgemeinen ist sie leicht sauer). Sie sollten daher Kleidung tragen, die locker und luftig ist. Enge Jeans und Leggins fördern die Pilzbildung. Tragen Sie möglichst Röcke oder Hosenröcke mit loser Unterkleidung aus natürlichen Materialien. Die Unterwäsche muß gründlich gewaschen und ausgespült werden. Verwenden Sie dabei biologische Waschmittel. Vermeiden Sie die Verwendung von Vaginaldeodorants, Tampons und gebleichten Binden.

Seifen, Schaumbäder etc. sind alkalisch und werden am besten völlig vermieden, vor allem die Verwendung von Seife irgendwo im Bereich der Vagina. Als allgemeiner Hinweis zur Hautpflege läßt sich sagen: Je weniger Seife und Waschmittel benutzt werden, um so besser. Ich empfehle den Gebrauch von Seife nur bei hartnäckigem Schmutz, der sich ohne sie nicht abreiben läßt. Seife wäscht die natürlichen Hautöle weg, die die Haut geschmeidig halten und sie vor den Verwüstungen der Außenwelt schützen. Es ist ein von Eltern und Seifenherstellern in Umlauf gebrachter Mythos, daß wir zum Waschen immer Seife brauchen. Im allgemeinen reicht ein gutes tägliches Abreiben im Bad oder unter der Dusche völlig aus. Sie können tatsächlich spüren, daß eine schmutzige, schmierige Schicht nach ein bißchen Reiben verschwindet und auf der Haut eine leicht ölige Empfindung zurückbleibt. Ihre Haut braucht diese Öle. Wenn Sie sie wegwaschen, wird die Haut entweder trocken und problematisch, oder der Körper versucht, die Öle zu ersetzen, und sie wird zu fettig.

Außer bei wirklich hartnäckigem Schmutz hat meine Familie seit Jahren beim Waschen keine Seife benutzt, und unsere Freunde besuchen uns immer noch – auch diejenigen, die kein Blatt vor den Mund nehmen.

Ein übermäßiger Soorbefall kann auch durch eine mechanische Verletzung ausgelöst werden. Wenn zum Beispiel beim Geschlechtsverkehr nicht genug Gleitflüssigkeit da ist und Sie trocken bzw. wund werden, kann dies Soor begünstigen. Falls das ein chronisches Problem ist, können Sie sich in der Apotheke ein entsprechendes Mittel besorgen. Soor kann auch auftreten, wenn der Körper Abfallmaterial entfernen möchte, das er nicht richtig verarbeiten kann. Dies mag bei Ernährungexzessen der Fall sein oder wenn das Verdauungssystem gestört und geschwächt ist und die Nahrung nicht voll zerlegen kann. Letzteres tritt auf, wenn Antibiotika eingenommen werden; sie beeinflussen das natürliche Gleichgewicht der gesunden Organismen im Darm und vermindern dadurch eine Zeitlang seine Verdauungsfähigkeit. Das Gleichgewicht wird dann schneller wiederhergestellt, wenn Sie ein bißchen rechtsdrehenden Joghurt oder Milchsäurebakterien in Tablettenform zu sich nehmen. Sie sind als Acidophilus-Kapseln erhältlich; die besten sind magensaftresistent, das heißt, die Kapsel löst sich nicht im Magen auf, wo die Acidophilus-Bakterien von den Magensäften zerstört würden, sondern gelangt gefahrlos in den unteren Darmbereich, wo die Bakterien gebraucht werden. Rechtsdrehendes, vaginal applizierter Joghurt kann oft das Jucken beträchtlich lindern, solange es an Ort und Stelle bleibt! Noch wirksamer, wird mir gesagt, ist mit Joghurt vermischter, zerdrückter Knoblauch. Er kann auch für sich allein hilfreich sein, entweder örtlich oder in der täglichen Kost. Übermäßige Mengen von Molkereiprodukten, raffiniertem Zucker und Rohkost werden am besten vermieden, wobei die Betonung auf »übermäßig« liegt. Ein Teil der Nahrung kann roh sein, aber nicht die ganze, denn rohe Nahrungsmittel erfordern mehr Verdauungsenergie als gekochte. Wenn die Verdauung bereits geschwächt ist, kann sie eine ausschließlich rohe Nahrung nicht bewältigen.

Bei vaginalem Soor spielen also viele Faktoren eine Rolle. Eine Konstitutionsbehandlung ist sehr empfehlenswert, vor allem wenn der Soor ein wiederkehrendes oder chronisches Problem darstellt (siehe »§ 23 Gesundheitsstörungen, die eine konstitutionelle Therapie erfordern«). Trotzdem lohnt es sich, bei einem akuten Befall eins der folgenden Mittel zu versuchen.

Kalium muriaticum D 6. Wahrscheinlich das Mittel, das zuerst versucht werden sollte, zwei- oder dreimal täglich; besonders bei einem dicken, milchigweißen, milden Ausfluß, der nicht oder kaum reizt und ziemlich reichlich sein kann.

Sulfur C 30. Das Jucken ist sehr lästig und tritt unter Umständen mit Brennen, Wundheit und Rötung um die Vagina herum auf. Es verschlimmert sich bei jedem Kontakt mit Wasser und bei Wärme. Nehmen Sie eine einzige Gabe *Sulfur* C 30, aber stellen Sie sich darauf ein, daß der Soor drei oder vier Tage lang schlimmer wird, bevor eine Besserung eintritt.

Pulsatilla D 6 oder D 12. Ein brennender, dicker, cremeartiger Ausfluß, besonders zur Zeit der monatlichen Periode. Ein-, zwei- oder dreimal täglich (weitere *Pulsatilla*-Symptome in Teil IV).

Sepia D 6 oder D 12. Bei einem milchigen Ausfluß mit großen **Klumpen** sollte *Sepia* versucht werden, vor allem wenn die Vagina trocken war und eine Abneigung gegen Sex besteht. Ein-, zwei- oder dreimal täglich (siehe »§ 12 Menstruationsschmerzen«).

Candida C 30. Wenn alles andere nichts nützt, probieren Sie es mit einer einzige Gabe *Candida* C 30.

§ 14 Geburt

Es ist ausgesprochen förderlich, an diesen Vorgang mit Liebe und Vertrauen heranzugehen. Gebären tut man nicht mit dem Verstand. Sie tun es mit Ihrem Körper, genauso wie es Milliarden Frauen vor Ihnen erfolgreich getan haben. Ihr Körper wird seine Arbeit tun. Es hilft, wenn Ihr Verstand und Ihre Gefühle mit ihm in Harmonie sind und Sie die liebevolle Unterstützung der Menschen um sich herum genießen. Idealerweise sollten Sie die Gesellschaft von Menschen vermeiden, die Angst haben, auch wenn sie versuchen, es nicht zu zeigen. Verbringen Sie möglichst viel Zeit mit Menschen, die Sie auf jede Weise unterstützen. Am besten läßt sich die genannte Harmonie durch das Atmen erreichen. Üben Sie die Zwerchfellatmung: Beim Einatmen dehnen Bauch und Brustkorb sich aus, beim Einatmen ziehen sie sich zusammen. Der obere Teil des Brustkorbs sollte sich sehr wenig bewegen. Im frühen Stadium der Schwangerschaft können Sie dabei auf dem Rücken liegen und ein leichtes Gewicht (maximal ein Kilo) auf dem oberen Teil des Bauchs plazieren. Dies trainiert das Zwerchfell, sich zu bewegen. Später wird es nicht so einfach sein! Üben Sie, Angst aus- und Liebe und Vertrauen einzuatmen. All dies wird Ihrem Körper helfen, seine kreative Tätigkeit so gut auszuführen, wie es ihm möglich ist.

Die Schwangerschaft ist eine gute Zeit für eine Konstitutionsbehandlung, weil Veränderungen schneller und einfacher geschehen können als zu anderen Zeiten; eine solche Behandlung führt zu einem gesünderen, energievolleren Körper, der seinen Obliegenheiten entspannter nachkommt (s. § 1). Die Vorbereitungen für die Schwangerschaft können sechs oder mehr Monate vor der Empfängnis mit einer gesunden Ernährung beginnen – sie sollte viel frisches, möglichst biologisch angebautes Obst und Gemüse sowie möglichst wenig chemische Nahrungsmittelzusätze enthalten. Verwenden Sie zum Trinken und Kochen ein möglichst reines Quellwasser. Wichtig ist auch, mit dem Rauchen aufzuhören und Alkohol zu meiden. **All diese Maßnahmen gelten auch für den Mann.** Die Qualität des Spermas ist wichtig. Wer sich für solche Maßnahmen vor der Empfängnis interessiert, sollte seinen Arzt bzw. Heilpraktiker oder Pro Familia befragen.

Die folgenden Mittel sollen dem Körper bei einigen der Schwierigkeiten helfen, die bei der Geburt vorkommen können, unabhängig davon, ob Sie eine Konstitutionsbehandlung machen. Nehmen Sie die Mittel nicht, wenn Sie keine brauchen, aber zögern Sie auch nicht, sie zu verwenden, wenn sie angezeigt sind.

Wenn das Ereignis Ihren Erwartungen entspricht, sollten Sie sich die Hilfe und den Trost, den Sie brauchen, von den Menschen nehmen, die bereit sind, sie Ihnen zu geben. Es ist nicht immer einfach, Schuldgefühle und Selbstanklagen loszulassen. Vielleicht tröstet Sie die Einsicht, daß Sie in jedem Augenblick die beste Entscheidung treffen, zu der Sie in Ihrer gegenwärtigen Lage fähig sind. Rückblickend mag es anders scheinen. Da sieht man oft bessere Entscheidungen, die aber rückwirkend nicht mehr getroffen werden können.

Eine völlig normale Entbindung ist heutzutage selten. Sie bedeutet ungefähr 20 Minuten geringen Unbehagens. Ich habe dies nur einmal erlebt. Normalität ist bei allen Aspekten der Gesundheit in der »zivilisierten« westlichen Welt rar. Trotzdem kann sie erreicht werden, und es lohnt sich, sie anzustreben.

Vor und während der Schwangerschaft sollten Sie sich von einem (einer) erfahrenen Geburtshelfer(in) beraten lassen, der (die) idealerweise auch bei der Geburt anwesend ist. Eine mögliche Methode ist beispielsweise die »sanfte Geburt« nach dem französischen Arzt Frédérick Leboyer.[*] Bei diesem Verfahren wird der abrupte Übergang des Neugeborenen aus dem Mutterleib in die Außenwelt gedämpft. Die »sanfte Geburt« wird durch Schulungskurse für die Eltern vorbereitet.

Frühes Wehenstadium

Wenn die Wehen sich nicht entscheiden können, ob sie anfangen sollen oder nicht, und kommen und gehen, ohne richtig einzusetzen, nehmen Sie alle zwei Stunden eine Gabe *Pulsatilla* C 200, bis die Lage klar ist. Die Wehen werden entweder aufhören oder richtig einsetzen. Nehmen Sie in beiden Fällen nicht mehr von dem Mittel.

---

[*] Frédérick Leboyer: *Geburt ohne Gewalt,* Kösel, München [6]1990.

Die Wehen haben eingesetzt

Sobald der Vorgang eingesetzt hat und nicht mehr aufgehalten werden kann, nehmen Sie **eine einzige Gabe** *Caulophyllum* C 10 000.

Erschöpfung

Der Vorgang wird mühsam, und Sie verausgaben viel Energie, ohne daß ein großes Ereignis zu sehen ist; der Fortschritt ist sehr langsam. Das Nervensystem ist allmählich erschöpft. Nehmen Sie alle 15 Minuten eine Gabe *Kalium phosphoricum* D 12, bis die Ergebnisse die unternommene Anstrengung rechtfertigen.

Fehlendes Vertrauen, Angst

Wenn die Mutter oder ein sonstwie an der Geburt Beteiligter Anzeichen von fehlendem Vertrauen, Besorgnis, Angst, Schmerz etc. zeigt, können Sie so oft wie nötig, gegebenenfalls alle 10 Minuten, die *Notfalltropfen* der Bach-Blütentherapie nehmen.

Das Baby wird geboren

Weil das Blut des Kindes bei der Geburt sowohl durch die Lunge als auch durch die Nabelschnur mit Sauerstoff versorgt wird, sollte die Nabelschnur nicht sofort nach der Ankunft des neuen Erdenbürgers durchtrennt werden. Man wartet damit am besten, bis die Lunge ihre Funktion voll übernommen hat. Der erfahrene Geburtshelfer kennt den richtigen Zeitpunkt.

Wenn das Baby Anzeichen eines Schocks bzw. Schrecks zeigt oder zu lange bläulichrot bleibt, kann man ihm eine Gabe *Acontium* C 1000 geben. (**Achtung: Blaufärbung kann auch auf eine Zyanose [Sauerstoffmangel im Blut] hinweisen. Sorgen Sie im vorhinein dafür, daß Ihr Geburtshelfer in einem solchen Fall die notwendigen Maßnahmen einleiten kann.**)

Wenn das Baby über die Nabelschnur noch mit der Mutter verbunden ist, kann sie das Mittel einnehmen. Besorgen Sie es am besten in flüssiger Form, weil es so leichter zu verabreichen ist. Ist dies nicht möglich, können Sie ein Kügelchen zwischen zwei Löffeln zerdrücken und ein Pulver herstellen, das notfalls auf Lippen und Zunge des Babys gestreut wird. Bereiten Sie dieses Mittel vor, bevor die Wehen einsetzen.

Blutungen

Wenn nach der Ankunft des Babys irgendwelche Anzeichen für eine zu starke Blutung vorliegen, geben Sie eine Gabe *Ipecacuanha* C 200. Nehmen Sie nur eine Dosis. Jede Blutung sollte in Sekunden oder spätestens nach ein oder zwei Minuten aufhören. Je kräftiger die Blutung war, desto schneller müßte sie aufhören.

Sofort nach der Geburt

Geben Sie der neuen Mutter alle drei Stunden eine Gabe *Arnica* C 200, **aber nur dreimal.** Beginnen Sie, wenn die Entbindung abgeschlossen ist. Es wird dem Körper (speziell im Genitalbereich) helfen, sich von der Dehnung, Quetschung oder Überbeanspruchung schnell zu erholen.

Am nächsten Tag

Nehmen Sie drei Tage lang eine Gabe *Bellis perennis* C 1000; beginnen Sie am Tag nach der Geburt. Dieses Mittel wird dazu beitragen, daß die Organe der Mutter wieder ihren natürlichen Platz einnehmen.

§ 15 Stillen

Beim Stillen müssen Sie sich wohl fühlen, und das Baby muß gut gestützt werden. Kissen können nützlich sein. Das Stillen im Liegen ist bequem, besonders nachts und vor oder nach einem Mittagschläfchen. Achten Sie darauf, daß der Körper des Babys der Brust zugewandt ist und es die ganze Brustwarze in den Mund nimmt. Wenn Sie Probleme haben, können Sie Ihren Arzt bzw. Heilpraktiker um Rat fragen oder eine Selbsthilfegruppe kontaktieren. Im folgenden sind ein paar Mittel genannt, die bei einigen der häufigeren Stillprobleme helfen.

Rissige und wunde Brustwarzen

Sorgen Sie dafür, daß die Brustwarzen trocken bleiben, und setzen Sie sie der Luft aus; schützende Auflagen können ihren Zustand verschlimmern.

Castor equi D 3. Wunde, rissige, überempfindliche Brustwarzen, kann keine Berührung ertragen. Das Mittel Nummer eins.

Phytolacca D 6 oder D 12. Wund und schrundig. Hohlwarzen. Der Schmerz beginnt in der Brustwarze und strahlt auf den ganzen Körper aus. Starke Schmerzen. Auch schwere Brüste mit harten Knoten.

Hydrastis D 6 oder D 12. Abschürfungen (Schrunden) auf der Brustwarze. Hohlwarzen.

Brustdrüsenentzündung

Die Entzündung und Infektion der Brustdrüsen folgt manchmal auf rissige Brustwarzen und zeigt sich an Schmerzen, Rötung eines Teils oder der ganzen Brust, Schwellung und Fieber. Wenn Sie sich »grippig« fühlen, kann dies der erste Hinweis auf eine Brustdrüsenentzündung sein. Sie sollten Ihren Arzt oder Heilpraktiker konsultieren, wenn Sie den Verdacht haben, daß eine Brustdrüsenentzündung sich entwickelt; trotzdem können Sie sofort mit den folgenden Maßnahmen beginnen.

Wichtig ist, mit dem Stillen weiterzumachen und die betroffene Brust soweit wie möglich zu leeren. Dies wird ihr helfen, mit der Infektion fertig zu werden, und kann bei einem leichten Anfall eine Verschlimmerung verhindern.

Es wird Ihrem Baby nicht schaden. Sie werden in Ihrer Milch Antikörper produzieren, die es schützen. Damit die Brust ganz leer wird, empfiehlt es sich, das Baby in einer der drei folgenden Positionen zu stillen:

1. das Baby auf traditionelle Weise vor sich betten, siehe oben,
2. das Baby im Sitzen unter dem Arm halten,
3. im Liegen, wobei das Baby in einer Linie mit Ihrem Körper neben Ihnen liegt.

Diese Positionen helfen der Brust, sich in allen Segmenten zu leeren. Kalte oder heiße Kompressen und/oder eine sanfte Massage können ebenfalls Erleichterung bringen.

In den frühen Stadien einer Entzündung ist wahrscheinlich eins der ersten drei Mittel angezeigt. Die ersten beiden werden am häufigsten gebraucht. Die Mittel schaden dem Baby nicht.

Bryonia. Entzündung durch eine Verfestigung der Milch. < **Bewegung – muß** die Brust festhalten. Die Schmerzen können stechend, reißend sein.

Belladonna. Hell**rot** und sehr **heiß.** Ein Segment der Brust betroffen, rote Streifen. Schnelles Einsetzen. Äußerst empfindlich. Brennende, **pochende** Schmerzen. < **Erschütterung,** geringste Bewegung.

Mercurius solubilis. Wenn *Bryonia* und *Belladonna* versagen. < Hitze, Kälte, alles. Noch nicht einmal > Schwitzen. Quälende Schmerzen.

Phytolacca. Wenn die Brust hart wird, sich wie ein Stein anfühlt, mit großen Schmerzen. Sehr harte Knoten, besonders in Verbindung mit einer neueren oder älteren Verletzung. Wenn Eiterbildung unvermeidlich wird (es bildet sich ein Abszeß).

Hepar sulfuris. Wenn die Eiterbildung begonnen hat. Starke Hitze, Pochen.

Weitere Informationen siehe »§ 3 »Fieber« und »Teil IV: »Heilmittelbilder«.

Milchbildung

Pulsatilla. Sofort nach dem Stillen gegeben, trägt es oft dazu bei, die Milchbildung zu stoppen.

Calcium carbonicum oder *Lac defloratum.* Kann dazu beitragen, eine unzureichende Milchbildung zu fördern. Im Idealfall sollte ein Arzt oder Heilpraktiker konsultiert werden, aber es lohnt sich, diese beiden Mittel auszuprobieren.

Schmerzen nach dem Stillen

Arnica. Hilft besonders, wenn es noch nicht direkt nach der Geburt gegeben wurde. Starke Schmerzen.

Conium. Schmerzen, die von links nach rechts gehen.

Postnatale Depression

Eine postnatale Depression bzw. eine längere Melancholie sollte auf jeden Fall von einem Experten behandelt werden. Siehe »§ 23 Gesundheitsstörungen, die eine konstitutionelle Therapie erfordern«.

§ 16 Koliken bei Babys

Hier werden vier der am häufigsten angezeigten Mittel mit ihren Schlüsselsymptomen aufgeführt. Eine ausführlichere Beschreibung und ein Vergleich mit anderen Kolikmitteln findet sich in »§ 9 Bauchschmerzen«.

Magnesium phosphoricum. > **Wärme,** Zusammenkrümmen, fester Druck. Nicht > Abgehen von Blähungen oder Aufstoßen. Unter Umständen anhaltender Schluckauf mit Würgen. Das Mittel Nummer eins bei Koliken.

Colocynthis. > **Druck,** Wärme, Zusammenkrümmen. Unruhiger, reizbarer und ärgerlicher als *Magnesium phosphoricum*. Die Zunge kann belegt sein. Bei *Colocynthis* bessert Druck mehr, bei *Magnesium phosphoricum* Wärme. Ansonsten sind die beiden Mittel sehr ähnlich.

Chamomilla. Krümmt sich zusammen und **schreit** mit einem heißen, geröteten Gesicht und Schwitzen. **Äußerst reizbar.** Oft weist die untröstliche Gereiztheit auf dieses Mittel hin.
> Wärme, getragen werden.
< Nachts.
Unter Umständen auch grüner Durchfall und Geruch nach faulen Eiern.

Dioscorea. < Zusammenkrümmen.
> **Ausstrecken,** Wärme und fester Druck.
Die Kolik kann sehr plötzlich sein. > Ausstrecken ist der Schlüssel zu diesem Mittel.

§ 17 Zahnen und Zahnschmerzen

Chamomilla. Reizbar, herzzerreißendes Jammern, auch ein wütendes Schreien. Nichts gefällt, launische Wünsche, möchte dies, nein, das! Wenn etwas Verlangtes angeboten wird, wird es abgelehnt. Weiß nicht, was es will. Man gerät leicht in Wut über das *Chamomilla*-Kind, anders als beim *Pulsatilla*-Kind, das meist Sympathie weckt. Nur ein ständiges Umhertragen sorgt für eine Besserung, die unter Umständen aber nicht lange anhält, oder das Kind will erst von der Mutter getragen werden und dann vom Vater. Heißer Kopf. Beißende, stechende, brennende Schmerzen, alles tut weh.
< Nachts; warme Speisen oder Getränke; warmes Zimmer oder Bett.
> Kalte Getränke, die im Mund behalten werden; kalte Luft.

Pulsatilla. Sehr weinerlich, wehleidig und anhänglich. Möchte Gesellschaft haben und gehalten und berührt werden. Reißende, stechende Schmerzen.
< Warme Getränke; mit tiefgelagertem Kopf liegen.
> Kaltes Wasser, das im Mund behalten wird; kalte Luft; an der frischen Luft spazierengehen; Druck.

Bryonia. Reißende, stechende Schmerzen.
< Wärme, Bewegung; Rauchen.
> Kalte Getränke, die im Mund behalten werden; kalte Luft; fester Druck.

Mercurius solubilis. Vermehrter Speichelfluß. Ausgesprochen widerwärtiger Mundgeruch. Süßlicher oder metallischer Geschmack. Unter Umständen Schwitzen. Ziehender Schmerz.
< Kalte Luft; kalte Getränke; Rauchen.
Im allgemeinen wird alles schlimmer, und nichts bessert sich.

Coffea. Bei einem nervösen Menschen, knirscht mit den Zähnen. Hastiges Essen und Trinken.
< Heiße Speisen und warme Getränke.

Zeitweise >, wenn kaltes Wasser im Mund behalten wird; die Zähne zusammenbeißen; Essen.

Calcium phosphoricum. Langsames Zahnen oder frühe Karies. Fauliger Geschmack, bitter. Belegte, geschwollene Zunge. Empfindlich gegen Berührung, Druck, Kauen.
< Kälte; kalte Luft an den Zähnen.

Ignatia. Zähne fühlen sich taub an. Zahnschmerzen beim Wachwerden. Beißt sich beim Kauen in die Wange.
< Nach dem Tee-, Kaffee- oder Weintrinken; Rauchen.
> Druck; die Zähne zusammenbeißen.

Kreosotum. Schneller kariöser Zerfall, zerbröckende Zähne mit schwammigem, blutigem Zahnfleisch. Fäulnisgeruch und bitterer Geschmack. Schmerzen strahlen zum Ohr oder zu den Schläfen aus.

Bei einem Zahnabszeß oder einer folgenden Extraktion kann der Schmerz durch eine Lösung von *Hypericum* und *Calendula* (oder nur *Calendula*) gelindert werden; mischen Sie zwei Teelöffel der Tinktur in einem halben Glas Wasser, und spülen Sie damit den Mund aus.

§ 18 Masern

Aconitum. **Plötzliches** Fieber; Unruhe; unruhiger Schlaf; Nasensekret ist klar; rote Augen; kann kein Licht ertragen; trockener, kruppartiger Husten mit Stichen in der Brust. Nur nützlich im frühen Stadium der Krankheit, wenn **Symptome plötzlich und heftig** kommen. Durst; juckende, brennende Haut; Unruhe; Hinundherwerfen; besorgt und ängstlich.

Belladonna. Auch hier plötzliches Einsetzen, mit einer **brennenden, geröteten Haut;** hohes Fieber; Trockenheit und im allgemeinen Durst; pochende Kopfschmerzen; benommen, unter Umständen Delirium; kann nicht schlafen; Zuckungen; Zusammenfahren; Halsschmerzen; geschwollenes Gesicht; heißer Kopf, kalte Glieder.
< Licht – kann es nicht ertragen, Geräusch, Druck oder Erschütterung.
> Wärme.

Ferrum phosphoricum. In den frühen Stadien, wenn kein anderes Mittel klar angezeigt ist oder *Aconitum* angezeigt erscheint, aber nicht hilft.

Apis mellifica. Hohes Fieber; **Ödeme** und stark entzündete Augen und Lippen; kein Durst; kann weinerlich und reizbar sein und phantasieren. Besonders wenn der Ausschlag nicht herauskommt oder unterdrückt wird und Benommenheit einsetzt; stechende Schmerzen; schrilles Schreien; spärlicher Urin; Schwellungen und Ergüsse.
< **Wärme und > Kälte – in jeder Form.**

Bryonia. Glieder und Körper schmerzen. Kind möchte **reglos liegen und nicht bewegt werden;** bei jeder Bewegung schreit es vor Schmerzen; Mund und Schleimhäute trocken; großer **Durst auf kaltes Wasser;** bitterer Geschmack im Mund, Speisen oder Getränke schmecken bitter. Wenn der Ausschlag später kommt oder die Brust besonders betroffen ist; trockener, harter, schmerzhafter Husten mit Stichen in der Brust oder reißenden Schmerzen; Muskelzucken; blasses Gesicht; rote Augen; Verstopfung und

oft **Stirnkopfschmerz;** leichtes Delirium, das Kind möchte »nach Hause gehen«.
< Bewegung.
> **Kälte und Bewegungslosigkeit.**

Euphrasia. Masernausschlag und Fieber mit **mildem Fließschnupfen und beißender, wäßriger oder eitriger Absonderung aus den Augen;** Entzündung um die Augen herum; Augen sehen gerötet und glänzend aus; strömende, heiße, brennende Tränen bei dem Ausschlag; Lichtunverträglichkeit; starke, pochende Kopfschmerzen, die besser werden, sobald der Ausschlag erscheint; trockener Husten. Nase und Augen > frische Luft.

Pulsatilla. Bei sehr hohem Fieber ist *Pulsatilla* wahrscheinlich nicht angezeigt. Es wird oft bei Masern gebraucht.
Sehr **weinerlich und anhänglich;** Temperatur und **Symptome ändern sich ständig; kein Durst;** oft irgendwelche Verdauungsbeschwerden – Übelkeit oder Durchfall, wenn das Fieber vorbei ist; friert leicht, **mag aber keine Wärme; dicke gelbe,** milde Absonderungen; Ohrenschmerzen; sich hinziehende Augenbeschwerden; trockener Husten nachts, loser Husten tagsüber; **Verlangen nach kühler, frischer Luft.** (Ziehen Sie auch *Kalium bichromicum* in Erwägung.)

Gelsemium. **Langsames Einsetzen;** allmähliches Fieber und Kälteschauder, die den Rücken auf und ab laufen können; fühlt sich sehr **schwer und müde,** bewegt sich daher nicht, ist apathisch, benommen, mag keine Störungen; kein Durst; wäßriger Schnupfen, der auf der Oberlippe brennt; **dumpfe, schwere Schmerzen im Hinterkopf;** unter Umständen ein rauher, kruppartiger Husten; Kälteschauder und Hitzewellen jagen einander; Niesen; Halsschmerzen; das Gesicht ist dunkelrot, aufgedunsen und sieht wie berauscht aus; Herabsinken des Oberlids; **sehr müde, schwach und fühlt sich benommen.**

Rhus toxicodendron. **Starke Schmerzen und Unruhe;** völlige Apathie und leichtes Delirium – das Kind wirft sich ständig hin und her; stark juckender

Ausschlag, nicht > Jucken; Ausschlag ist auch trocken, heiß und brennend; Verlangen nach kalten Getränken.
< **Ruhe**; nachts.

Kalium bichromicum. Dieses Mittel kann später angezeigt sein, wenn es zu Ohrenschmerzen kommt; vergrößerte Lymphdrüsen; Gefühl eines Drucks an der Nasenwurzel oder Pochen und Brennen; rasselnder Husten; dicke, gelbe, fadenziehende Absonderung aus der Nase.

Camphora. Wenn der Ausschlag nicht kommt; dem Kind ist **sehr kalt, aber es möchte die Decken wegtreten; Verlangen nach frischer Luft;** ziemlich abgehärmtes Gesicht; kann starken Durchfall haben.

Sulfur. Der Ausschlag **sticht und brennt, < Waschen und Wasser, Bettwärme;** durstig; heiße Füße, streckt sie aus dem Bett; heiße Rötung der Haut, die dunkelrot aussehen kann; brennende, stechende Augen- oder Nasenkatarrhe; bläulichrote Haut, der Ausschlag kommt nicht heraus; **langsame Genesung; der Patient ist schwach, müde und erschöpft.**

Mercurius solubilis. Katarrhalische Masern mit reichlichem Ausschlag und Ohrenschmerzen; dicke, geschwollene, stark belegte Zunge; übelriechender Atem; geschwollene, geschwürige Augenlider; oft unkontrollierte Bewegungen.

Caro vegetabilis. Kopfschmerzen mit lokaler Blutüberfülle; dunkelrotes Gesicht; vergrößerte und unter Umständen verhärtete Lymphdrüsen; Wechsel von Hitze und Kälteschaudern; warmer Kopf und kalte Extremitäten; möchte kräftig Luft zugefächelt bekommen.

Arsenicum. Schwere Masern; **große Unruhe; Erschöpfung; Angst; übelriechende** und erschöpfende Absonderungen, Durchfall; Delirium.

Siehe auch § 3 »Fieber«.

§ 19 Mumps

Belladonna. **Schnelles, heftiges Einsetzen.** Geistesabwesend, phantasiert, Zucken und Zusammenfahren; **hohes Fieber; starke Rötung,** rotes Gesicht, Schwellung, Entzündung, Hitze der Ohrspeicheldrüsen < Berührung. Trokkenheit; Brennen im Hals; schießende Schmerzen in den Drüsen; **pochende** Kopfschmerzen; Krämpfe im Hals mit Schwierigkeiten beim Schlucken; oft großer Durst, kann aber auch keinen Durst haben; **erweiterte Pupillen; heißer Kopf** und kalte Glieder; Verlangen nach Wärme; feiner, glatter Ausschlag. Unter Umständen Bettnässen und Verstopfung. Besonders die rechte Seite ist betroffen.

Phytolacca. Ohrspeicheldrüsen sind geschwollen und entzündet; ebenso die Unterkieferdrüsen – sind steinhart mit einem Spannungs- oder Druckgefühl um sie herum; Schmerzen **schießen oft beim Schlucken in die Ohren;** trockene, rauhe Kehle mit Schwierigkeiten beim Schlucken, besonders von Heißem; Gesicht und Haut blaß. Im allgemeinen < kaltes und feuchtes Wetter, nachts, Bettwärme. Kann erforderlich sein, wenn die Schwellung als Folge eines Schüttelfrostes abklingt und Schlimmeres folgt, wenn etwa Brust, Eierstöcke oder Hoden in Mitleidenschaft gezogen werden

Jaborandi. Trockener Mund bei reichlichem Speichelfluß, Speichel wie Eiweiß; großer Durst; vergrößerte Oberkieferdrüsen; hinterer Rachen trocken; pelzige Zunge und Schwierigkeiten beim Sprechen; geschwollene Mandeln und steifer Kiefer; reichliches Schwitzen. Wenn die Schwellung als Folge eines Schüttelfrosts abklingt und Schlimmeres folgt, das heißt, wie bei *Phytolacca* Brust, Eierstöcke oder Hoden in Mitleidenschaft gezogen werden.

Mercurius solubilis. Reichlicher **Schweiß und Speichelfluß** mit einem **fauligen Geruch; Schwitzen** < nachts, **riecht unangenehm;** fauliger, metallischer, süßlicher Geschmack; vergrößerte Unterkieferdrüsen; geschwollene Zunge, die den Abdruck der Zähne zeigt; Drüsen können hart und empfindlich sein; besonders rechte Seite. In den späteren Phasen nach dem Fieber benutzen.

Pulsatilla. In den späteren Stadien der Krankheit, wenn sie sich hinzieht, bei einem **weinerlichen, anhänglichen** Kind, **das nach frischer Luft verlangt** und **dem es in einem warmen Raum schlechter geht; kein Durst;** dick belegte Zunge – gelb oder weiß; trockener Mund; schlechter Geschmack; vergrößerte Drüsen überall. < nachts, Hinlegen; **Entzündung dehnt sich auf Brust oder Hoden aus.**

Apis mellifica. Rote, ödematöse **Schwellung; brennende und stechende Schmerzen; Gesicht aufgedunsen und narbig;** geschwollene Augenlider; kann es nicht ertragen, allein gelassen zu werden; sehr empfindlich gegen Berührung oder Druck; Schweiß kommt und geht. < **Wärme.** Möchte wie *Pulsatilla* keine Decken, verlangt Kühles.

Aconitum. Bei **sehr plötzlichem Einsetzen von hohem Fieber, großer Unruhe und Durst.** < Warmer Raum; > frische Luft.

Rhus toxicodendron. Schwellung **links** ausgeprägter als rechts; schmerzende wunde Glieder, < nachts mit Unruhe; Frösteln und **Kälteempfindlichkeit** extrem; trockener, brennender Durst; Herpes auf den Lippen; stark entzündete und vergrößerte Ohrspeichel- und Oberkieferdrüsen, < **Kälte, kalter Wind, kalte Feuchtigkeit.**

Bryonia. Sehr **reizbar, möchte allein gelassen werden;** geringste **Bewegung,** schon das Drehen des Kopfes **verursacht Schmerzen;** trockene Lippen und großer **Durst auf kaltes Wasser.**

Arsenicum album. Große Schwäche, **Kälteempfindlichkeit,** feuchtkalter Schweiß, **Angst und Durst auf Getränke in Schlucken;** auch Ausdehnung der Krankheit auf Brust, Eierstöcke und Hoden, < nach Mitternacht.

Carbo vegetabilis. Gesicht blaß und kalt; unter Umständen kalter Schweiß auf der Stirn; Brust und Hoden können in Mitleidenschaft gezogen sein.

Lachesis. Enorm **geschwollene Ohrspeicheldrüsen, besonders auf der linken Seite;** äußerst empfindlich gegen **Berührung oder Druck,** verursachen starke Schmerzen; Kind weicht aus, wenn man sich ihm nähert; kann kaum schlucken, Hals innen wund; Gesicht rot und geschwollen, Augen glasig und wild. Nicht der üble Mundgeruch von *Mercurius solubilis*, aber stärkeres **Pochen** bei *Lachesis*, wie ein Topf auf dem Feuer; ein Gefühl angestauter Energie

Lycopodium. Von **rechts nach links;** verlangt warme Getränke, die >; nicht der üble Mundgeruch und der Speichelfluß von *Mercurius solubilis*.

Siehe auch unter »§ Fieber«.

§ 20 Windpocken

Rhus toxicodendron. Starkes Jucken < Kratzen, nachts und in Ruhe. Unter Umständen große, eitrige Bläschen; sehr **unruhig,** Einschlafen fällt schwer.

Pulsatilla. **Weinerliche, anhängliche** Kinder; < **Wärme;** wenig Durst trotz Fieber und Trockenheit; > **frische Luft;** < nachts. Vergrößerte Lymphknoten; Schwitzen und **Fieber leicht;** bei Wärme möglicherweise Jucken.

Antimonium tartaricum. Ausschlag kommt sehr langsam heraus und ist möglicherweise sehr ausgedehnt; unter Umständen rasselnder Husten und Bronchitis. Manchmal pustelartiger oder bläulicher Ausschlag mit kalter Haut. Kind möchte nicht berührt und noch nicht einmal angesehen werden; **fühlt sich sehr krank;** wimmert, jammert und klagt; oft dick belegte weiße Zunge; weißer Auswurf; Übelkeit und Würgen.

Arsenicum album. Große Bläschen mit viel Eiter – Bläschen können wie bei *Mercurius solubilis* zu offenen Wunden werden; **brennende** Schmerzen > **Wärme** oder **warme Anwendungen** ist sehr charakteristisch für dieses Mittel; extreme **Kälteempfindlichkeit;** Schmerz und Jucken < nach Mitternacht, Kälte.

Belladonna. Starke Kopfschmerzen, **gerötetes Gesicht, sehr heiße Haut,** benommen, kann aber nicht schlafen, Zucken und Zusammenfahren etc.

Mercurius solubilis. Mit **übelriechendem,** reichlichem **Schwitzen.** Große Bläschen mit viel Eiter, die wie bei *Arsenicum album* zu offenen Wunden werden können. **Geschwollene Drüsen** im Nacken; fühlt sich nie wohl, denn < Hitze und Kälte, auch nachts. Die Absonderungen reizen und machen die Haut wund; möglicherweise reichlicher Speichelfluß; übelriechender Atem. Bläschen eitern. Dieses Bild zeigt sich häufiger nach dem Fieber.

Siehe auch unter »§ 3 Fieber«.

§ 21 Reisekrankheit

Cocculus. Kopfschmerzen mit Übelkeit. Fühlt sich insgesamt matt, leer und schwach, einer Ohnmacht nahe; Gefühl der Hohlheit, als ob Teile eingeschlafen wären, eine Leere, **muß sich hinlegen.** Abneigung gegen Essen. Fühlt sich zu schwach, um zu reden. Benommenheit, Übelkeit und Erbrechen < Aufstehen. Übelkeit kommt in Wellen.
< Kälte; nach dem Essen; frische Luft; Bewegung. > Hinlegen.

Petroleum. Gefühl der Leere, **Hungergefühl** oder Schmerz im Magen, was den Wunsch zu essen weckt. Hinterhauptschmerzen mit Übelkeit, Schwindel **oder Benommenheit.** Übermäßiger Speichelfluß. < **Frische Luft.**

Sepia. Übelkeit mit Leere- oder **Schwächegefühl im Magen.** Übelkeit mit Kopfschmerzen, > Bücken oder Bewegung. Saures Aufstoßen oder Erbrechen von Galle. < An Essen denken; Essen; morgens. > Frische Luft, besonders die Kopfschmerzen.

Staphisagria. Kann gegen Übelkeit bei Menschen helfen, die sehr ungehalten und ärgerlich sind, daß ihnen dies passiert. Sensibel und leicht verletzt.

Tabacum. Starke Übelkeit, sehr blaß. Kalter Körper, reichlich kalter Schweiß und Erschöpfung. Benommenheit unter Umständen < frische Luft, obwohl diese die Übelkeit bessert. < Wärme, Bewegung, stickige Räume. > Frische **Luft;** Luft zugefächelt bekommen; Ruhe und Dunkelheit; die Augen zumachen.

Auch *Nux vomica* kann in Frage kommen; siehe das entsprechende Heilmittelbild in Teil IX.

Anmerkung: Die Chinesen benutzen bei Übelkeit seit über 2000 Jahren Ingwer (Stengel oder Wurzel). Er hilft auch in kristalliner Form oder als Plätzchen.

TEIL III

ERSTE-HILFE-MITTEL

Der jeweils nach den Beschwerdebildern aufgeführte Abschnitt »Wann Sie Hilfe suchen sollten« ist nur als Richtlinie gedacht, die ihnen die Entscheidung erleichtern soll, wann Sie den fachkundigen Rat Ihres Arztes oder Heilpraktikers hinzuziehen sollten. Sicher werden bei der Entscheidung Ihr Wissen, Ihre Erfahrung und die Umstände eine Rolle spielen. Die von mir genannten Kriterien sind daher nicht umfassend.

§ 22 Erste-Hilfe-Situationen

Übersicht

Ratschläge für Notfälle finden Sie am Ende von Teil III unter der Überschrift »Wann Sie Hilfe suchen sollten«. Die wichtigsten Mittel sind **fett gedruckt**.

Augenverletzungen	**Euphrasia,** Lachesis, **Symphytum**
Blutvergiftung	Lachesis
Brüche	Arnica, Bryonia, Calcium phosphoricum, Eupatorium foliatum, Silicea, **Symphytum**
Hitzschlag	**Belladonna,** Cuprum, **Glonoinum**
Insektenstiche	**Apis, Ledum,** Natrium muriaticum, **Staphisagria, Urtica urens**
Kopfverletzungen	**Arnica,** Kalium phosphoricum, Natrium sulfuricum
Prellungen	**Arnica,** Bellis perennis, Hypericum, Lachesis, Ledum, Ruta, Symphytum
Schnitte und Schrammen	**Calendula,** Hypericum, Staphisagria
Schock	**Arnica**
Stichwunden	Apis, Hypericum, **Ledum**
Verbrennungen	**Calendula, Cantharis, Causticum,** Phosphorus, Urtica urens
Verrenkte Gelenke	**Arnica,** Ruta
Verstauchungen und Zerrungen	**Arnica,** Bellis perennis, Bryonia, Calcium phosphoricum, Ledum, **Rhus toxicodendron,** Ruta

Augenverletzungen

Euphrasia. Für schlimme Folgen von Prellungen und anderen mechanischen Verletzungen, nach *Arnica.* Bindehautentzündung nach Verletzung; die Augen sind heiß, brennen und tränen. Schmerzhaftigkeit. Im allgemeinen > an der frischen Luft, außer den Augen, die tränen. Das Mittel kann auch sehr lindernd als Augenbad wirken; dazu sterile Augentropfen erhältlich.

Lachesis. »Blaues Auge«. Unterstützt die Blutresorption. < Wärme, > Kälte, wie oben.

Symphytum. »Stumpfe Verletzung« des Augapfels, zum Beispiel wenn ein Tennis- oder Squashball das Auge trifft.

Blutvergiftung

Lachesis. Eiterbildung nach einer Verletzung, der Ablösung von Schorf, einer Blutung. Dieses Mittel hat eine Affinität zu Blut und Kreislauf. Schlimme Folgen vergifteter Wunden. Ein unglaublich wirksames Mittel bei Blutvergiftung. Haut kalt und feucht. < Geheizte Räume, > Berührung, kalte Luft oder langsam Luft zugefächelt bekommen, > sobald eine Absonderung eingesetzt hat.

Brüche

Arnica. Hilfreich bei Schock, Prellung und Schwellung. Oft wegen des Schocks, der die Hauptindikation darstellt, das erste Mittel, das benötigt wird. Der betroffene Bereich ist sehr empfindlich.

Bryonia. Manchmal bei gebrochenen Rippen, wenn das Charakteristikum »Verschlimmerung durch Bewegung« ausgeprägt ist; muß absolut reglos bleiben, legt sich unter Umständen sogar auf die betroffene Seite, damit sie sich nicht bewegt.

Calcium phosphoricum. Unterstützt die Ernährung der Knochen. Kann nützlich sein, wenn jemand schlecht ernährt ist oder die Knochen nicht zusammenwachsen.

Eupatorium perfoliatum. Hauptsymptom ist ein Prellungsschmerz, der nicht so stark ist wie bei *Arnica.*

Silicea. Kann nützlich sein, wenn ein kleiner Splitter sich vom Knochen gelöst hat.

Symphytum. Das Mittel Nummer eins. **Erst benutzen, wenn die Knochen eingerichtet wurden.** Kann auch nützlich sein, wenn die Knochen nicht zusammenwachsen. Unter Umständen ist danach *Calcium phophoricum* erforderlich. Irritierender, stechender, scharfer Schmerz an der Bruchstelle.

Hitzschlag

Belladonna. Fieber. Pochende Kopfschmerzen, hellrotes Gesicht, völlige Apathie. Haut brennt stärker als bei *Glonoinum*. Kopfschmerzen > den Kopf nach hinten beugen, ruhig sitzen, Kopf nicht bedecken.

Cuprum. **Erschöpfung durch Hitze. Krämpfe** kennzeichnen dieses Mittel. Unter Umständen Stupor mit Muskelzucken oder Konvulsionen. Reichlicher, feucht-kalter Schweiß; große Schwäche bis zum Kollaps. Mattigkeit, Blässe, Körper kalt, Übelkeit, schneller Puls.

Glonoinum. Fieber durch **Sonnenstich,** pochende Kopfschmerzen, gerötetes Gesicht, völlige Apathie. Haut brennt weniger als bei *Belladonna*. < Den Kopf zurückbeugen, kalte Anwendungen, > Aufdecken, an der frischen Luft, Druck.

Insektenstiche

Apis. Starke Rötung, Schwellung, Hitze und Schmerz. Schmerzen < Wärme. Oft bei Nesselausschlag verwendet, der sich nach einem Insektenstich entwickelt (siehe auch *Urtica urens*).

Ledum. Das Mittel Nummer eins bei Bienenstichen. Schwellung, Rötung, stechende Schmerzen. Die betreffende Stelle fühlt sich kalt an, trotzdem > kalte Anwendungen.

Natrium muriaticum. Besonders bei Bienen- und Wespenstichen. Das Mittel kann auch einer Paste beigegeben und direkt auf den Stich aufgetragen werden.

Staphisagria. Besonders wenn Kinder Moskitostiche bekommen, die groß werden und reizen.

Urtica urens. Für Menschen mit Nesselausschlag nach einem Insektenstich.

Eine Tinktur, die eine Mischung aus *Apis, Ledum* und *Calendula* enthält, kann auf alle möglichen Insektenstiche aufgetragen werden.

Kopfverletzungen

Bitte beachten Sie besonders den Abschnitt »Wann Sie Hilfe suchen sollten« am Ende von Teil III.

Arnica. Für den Schock und/oder die Prellung das Mittel Nummer eins.

Kalium phosphoricum. Bei Schwäche und Erschöpfung nach einer Kopfverletzung.

Natrium sulfuricum. Bei Kopfschmerzen, besonders einem zermalmenden, nagenden Schmerz im Hinterkopf. Benommenheit, Lichtunverträglichkeit, Summen oder Schmerzen am Scheitel. (**Achtung: Bei Verletzungen mit Benommenheit oder Lichtunverträglichkeit sollten Sie einen Arzt bzw. Heilpraktiker konsultieren!**) > Kalte Luft. Dieses Mittel kann angezeigt sein, wenn eine Kopfverletzung schlimme Folgen hat, zum Beispiel eine Persönlichkeitsveränderung, aber in solchen Fällen sollte immer fachkundige Hilfe gesucht werden.

Prellungen

Arnica. Überall. Das Mittel Nummer eins. Wie zerschlagen, geprellt, schmerzhaft.

Bellis perennis. Bei tiefen Muskel- und Gelenkverletzungen, wenn *Arnica* nicht gut genug zu wirken scheint.

Hypericum. Schwere Prellungen. Gequetschte Stellen, besonders empfindliche Stellen (siehe den folgenden Abschnitt »Schnitte und Schrammen«), mit quälenden, schießenden Schmerzen und starker Berührungsempfindlichkeit. Dieser Schmerz tritt zum Beispiel auf, wenn man aufs Steißbein gefallen ist. Erschütterung der Wirbelsäule.

Lachesis. »Blaues Auge«; unterstützt die Blutresorption. < Wärme, > Kälte, wie oben.

Ledum. »Blaues Auge« oder schwere Prellungen. Prellungen, die sich kalt und taub anfühlen. **Kalt bei Berührung, trotzdem > Kälte,** kalte Anwendungen.

Ruta. Prellungen der Knochenhaut (der Haut, die den Knochen außen umschließt und leicht an den Stellen verletzt wird, an denen die Knochen direkt unter der Haut liegen, zum Beispiel Ellbogen, Schienbein, Kniescheibe). Wundes, gequetschtes, lahmes Gefühl.

Symphytum. Bei der Verletzung eines besonders dicht unter der Haut liegenden Knorpels oder Knochenhautstücks, wenn der Schmerz sehr stark ist und *Ruta* nicht innerhalb von 24 Stunden geholfen hat. Verletzung des Augapfels durch einen stumpfen Gegenstand.

Schnitte und Schrammen

Calendula. Wenden Sie die Tinktur örtlich in einer Verdünnung von 1:25 mit sterilem oder abgekochtem Wasser anstatt eines Antiseptikums an, um flache Wunden zu säubern und zu behandeln. Sehr starker Schmerz. Bei sauberen Schnitten mit stechenden Schmerzen. Rißwunden. Als Mundspülung nach einer Zahnextraktion. Behandelt und verhütet Eiterbildung. (Verwenden Sie eine *Calendula*-Salbe bei einem Scheidendammschnitt, sie ist sehr lindernd.) **Nicht bei tiefer Sepsis (Entzündung) verwenden,** denn das Mittel fördert eine schnelle Heilung, die die Entzündung in sich einschließen würde.

Hypericum. Bei tiefen Schnittwunden mit starken Schmerzen und großer Berührungsempfindlichkeit. Rißwunden an den Fingern. Bei Verletzungen an empfindlichen Stellen – Finger, Zehen, After, Wirbelsäule, Steißbein, Handflächen, Fußsohlen, Zähne. Im allgemeinen »schießende« Schmerzen von der Verletzung aus; die Stelle ist oft sehr steif. Quälende, unerträgliche Schmerzen.

Staphisagria. Bei **sauberen Schnitten.** Verletzungen durch **scharfe Instrumente** mit Stechen und Brennen. Rißwunden, nach einer Operation verwenden. < Bewegung, > Hitze und Druck.

Schock

Arnica. Im allgemeinen das Mittel, das bei Unfällen oder Verletzungen aller Art als erstes gebraucht wird.

Stichwunden

Apis. Warme oder heiße Empfindung mit stechenden Schmerzen. > kalte Anwendungen. Starke Schwellung an der betroffenen Stelle.

Hypericum. Qualvolle, unerträgliche, »schießende« Schmerzen an empfindlichen Stellen (siehe den Abschnitt »Schnitte und Schrammen«).

Ledum. Das Mittel Nummer eins. Rötung, Schwellung und pochende Schmerzen. Die Wunde fühlt sich bei Berührung kalt an, aber > kalte Anwendungen.

Verbrennungen

Calendula. Ist bei Rötung ohne Blasenbildung, das heißt Verbrennungen ersten Grades, das Mittel Nummer eins. Wird auch benutzt, um Verbrennungen zweiten Grades (Blasen ohne Hautverlust) zu behandeln, wenn die Blasen aufgegangen sind und eine offene Wunde zurückbleibt (siehe den Abschnitt »Schnitte und Schrammen«).

Cantharis. Ist bei Verbrennungen mit Blasenbildung, das heißt Verbrennungen zweiten Grades, das Mittel Nummer eins. Behandeln Sie örtlich mit *Calendula*-Tinktur, wenn die Blasen aufgegangen sind.

Causticum. Das Mittel Nummer eins bei Verbrennungen dritten Grades, das heißt, wenn die Haut sich in ihrer ganzen Stärke abgelöst hat. Es handelt sich um schwere Verbrennungen, die auf jeden Fall einem Arzt gezeigt werden sollten und sogar oft eine Hautübertragung erfordern. Auch nützlich bei alten Verbrennungen, die nicht heilen, und bei schlimmen Folgen von Verbrennungen – andere Beschwerden, die sich durch die Verbrennung entwickelt haben oder zeitlich gleichzeitig mit ihr auftreten, auch wenn sie nicht direkt mit ihr in Zusammenhang stehen.

Phosphorus. Verbrennungen durch Strom, Stromschlag.

Urtica urens. Kleinere Verbrennungen ohne Blasenbildung (Verbrennungen ersten Grades).

Verrenkte Gelenke

Arnica. Das Mittel Nummer eins. Wenn das Gelenk eingerenkt wurde, ist nach *Arnica* unter Umständen *Rhus toxicodendron* oder ein anderes Mittel erforderlich.

Ruta. Wenn Gelenke sich immer wieder ausrenken, nachdem sie eingerenkt wurden.

Verstauchungen und Zerrungen

Arnica. Muskeln, Bänder oder Gelenke. Nach Überanstrengung der Muskeln; gezerrte Muskeln mit Schmerzen und Steifheit; Mittel Nummer eins für Muskeln. Nach Überanstrengung oder Zerrung von Bändern und Gelenken, bei starker Schwellung, Prellung und Entzündung um das Gelenk herum. Oft wird danach *Rhus toxicodendron* oder ein anderes Mittel gebraucht, bevor die vollständige Heilung erfolgt.

Bellis perennis. Bei tiefen Verletzungen von Muskeln und Gelenken, wenn *Arnica* nicht gut genug zu wirken scheint.

Byronia. Bänder und Gelenke. Wenn der Schmerz bei der geringsten Bewegung schlimmer wird und anhaltende Bewegung weiter verschlimmert. Ziemliche Schwellung.

Calcium phosphoricum. Wenn die Ernährung ein Problem ist und die Heilung verlangsamt. Kann bei blutarmen und schlecht ernährten Menschen verwendet werden, um die Wirkung des angezeigten Mittels zu ergänzen.

Ledum. Wenn Bindegewebe und Gelenke betroffen sind, besonders an den Knöcheln, wenn Körperteile sich kalt oder taub anfühlen und kalte Anwendungen bessern.

Rhus toxicodendron. Bänder und Muskeln. Bei Muskelzerrungen durch Überanstrengung, wenn die akutesten Symptome vorbei sind oder die erste Bewegung verschlimmert und andauernde Bewegung oder Hitze bessern. Für Bänder und Gelenke das Mittel Nummer eins. Schmerzen und Steifheit < erste Bewegung, > anhaltende Bewegung und Hitze. Bei Beschwerden durch Überanstrengung oder Überheben. Folgt bei Zerrungen oft dem zunächst eingesetzten *Arnica.*

Ruta. Bänder und Sehnen. Im allgemeinen nützlich nach der ausgeprägten anfänglichen Schwellung, wenn die Empfindlichkeit abnimmt. In Fällen, bei denen kein klares *Rhus-toxicodendron*-Bild vorliegt. Schmerzhaft, lahm und wie gequetscht. Lähmungsstarre, wie gebrochen.

Allgemeine Anmerkungen zu einigen Mitteln

Arnica. Bei Prellungen und Schock. Empfindung wie wund, gequetscht, zerschlagen, macht ruhelos; muß ständig die Lage wechseln. < Berührung; möchte nicht, daß jemand nahe kommt. Kann sagen, daß ihm nichts fehlt, obwohl es nicht stimmt. Kann bei einer schweren Verletzung oder einer Kopfverletzung immer wieder bewußtlos werden. Es versteht sich von selbst, daß solche Fälle dringend in die Behandlung eines Experten gehören, für die *Arnica* kein Ersatz ist, auch wenn es gut hilft.

Calendula. Hat eine Affinität zu Beschwerden der Weichteile. Am charakteristischsten ist ein **äußerst starker Schmerz**. Unterstützt die Blutgerinnung und hält die Wunde sauber.

Ledum. Im allgemeinen **kälteempfindlich und kalt, Patient verlangt aber trotzdem nach Kaltem**. Dieses Mittel hat eine Affinität zu Bindegewebe, Gelenken und Sehnen.

Rhus toxicodendron. Charakteristisch für dieses Mittel sind die **Verschlimmerung durch die erste Bewegung und die Besserung durch anhaltende Bewegung, außerdem > Wärme und < Kälte**. Es besitzt eine starke Affinität zum Bindegewebe und ist daher nützlich bei Beschwerden, die Gelenke und Bänder betreffen, und in der Heilungsphase, wenn sich nach dem Abklingen der anfänglichen Entzündung fibröses Narbengewebe bildet.

Wann Sie Hilfe suchen sollten

Dringend, jetzt sofort!
– Bei Insektenstichen, wenn bekannt ist, daß das Insekt giftig ist oder solche Stiche für den Betreffenden problematisch sind.
– Wenn nach einem Stich das Bewußtsein beeinträchtigt oder die Schwellung stark und schnell ist, besonders wenn sie Mund und Hals betrifft oder das Atmen schwierig wird.
– Bei Verbrennungen – jeder Verbrennung dritten Grades (siehe oben, »Verbrennungen«), jeder Verbrennung zweiten Grades (Blasenbildung und Verlust der obersten Hautschicht – sehr wund und schmerzhaft) an empfindlichen Stellen (Gesicht, Hände, Genitalien) oder mehr als handgroßen Verbrennungen zweiten Grades an anderen Stellen. Denken Sie bei Verbrennungen durch Strom daran, den Betreffenden von der Stromquelle zu isolieren, bevor Sie ihn berühren, oder verwenden Sie ein isolierendes Material wie Gummi, Plastik oder trockenes Holz. Bei

Verbrennungen dritten Grades sind alle Hautschichten betroffen und wahrscheinlich weniger empfindlich als bei Verbrennungen ersten oder zweiten Grades; lassen Sie sich also nicht dazu verleiten, wegen des fehlenden Schmerzes die Verletzung zu unterschätzen. Machen Sie sich an schweren Verbrennungen nicht zu schaffen, bis fachkundige Hilfe da ist, aber behandeln Sie den Schock. Andere Mittel können später gebraucht werden.

- Wenn es nach irgendeiner Verletzung zu Verlust oder Beeinträchtigung des Bewußtseins oder Verwirrtheit kommt.
- Wenn nach einer Kopfverletzung die folgenden Symptome auftreten:
  1. eine Beeinträchtigung des Bewußtseins in irgendeiner Form, von Benommenheit und Lethargie bis zu völliger Bewußtlosigkeit,
  2. unerwartete Reizbarkeit,
  3. Anzeichen für eine neurologische Störung (Störung des Nervensystems) wie undeutliches Sprechen, anomales Sehen (doppelt, verschwommen etc.), Schwäche oder Schwierigkeit beim Bewegen der Glieder, unterschiedlich große Pupillen, Taubheit, Anfälle oder Konvulsionen,
  4. Erbrechen,
  5. Absonderung einer klaren oder blutstreifigen, wäßrigen Flüssigkeit aus Nase oder Ohr.
- Wenn der Verdacht auf einen Bruch oder eine schwere Nacken- oder Rückenverletzung besteht. Bewegen Sie den Patienten nicht, bis fachkundige Hilfe da ist.
- Bei jeder Gelenkverletzung, nach der die volle und möglicherweise auch schmerzhafte Bewegungsfähigkeit des Gelenks nicht mehr gegeben ist.
- Wenn der verletzte Körperteil irgendwie verdreht, deformiert oder instabil ist.
- Bei starken Schmerzen oder Krämpfen in den umgebenden Muskeln, was auf einen Bruch hinweisen kann.
- Bei einer ausgeprägten Schwellung oder Blutung unter der Haut.
- Wenn die Verletzung oder der Bereich hinter ihr kalt, bläulich oder taub ist, was darauf hinweist, daß die Blutzufuhr oder die Nerven zu diesem Bereich beschädigt sind.
- Bei einem Hitzschlag (der Patient zeigt die Symptome eines leichten

Schocks – kalt, klamm, blaß, müde, Übelkeit, erhöhter Puls, auch Muskelkrämpfe), wenn das Bewußtsein betroffen ist (Benommenheit oder Teilnahmslosigkeit) oder nach einer Stunde Ruhe im Kühlen keine Anzeichen für zunehmende Kraft und Vitalität vorliegen.

– Bei einem Sonnenstich. Er stellt einen medizinischen Notfall dar, weil der Mechanismus zur Regulierung der Körpertemperatur überlastet wurde und versagt hat. Die Haut ist heiß, rot und oft trocken. Anzeichen für eine Beeinträchtigung des Bewußtseins, Verwirrtheit, auch Konvulsionen sind vorhanden. Unternehmen Sie so schnell wie möglich alles, was Sie können, um die Körpertemperatur unter 38,9 °C zu bringen, während Sie auf fachkundige Hilfe warten.

– Bei Blutungen. Die Schwere der Wunde und der Blutung zeigt an, wie dringend Hilfe erforderlich ist.

– Bei tiefen Stichwunden oder Bissen durch Tiere an irgendeiner Stelle.

– Risse und Stichwunden in den folgenden Bereichen sollten sehr vorsichtig behandelt werden, weil lebenswichtige Organe, Blutgefäße und Nerven dicht unter der Oberfläche liegen: Gesicht, Nacken, Brust, Bauch und Rücken.

– Wenn eine Wunde ein Gelenk einbezieht, meist das Knie.

– Bei Anzeichen von Schock – Blässe, Schwitzen, Mattigkeit oder Schwäche mit kalten Gliedern und einem schnellen, schwachen Puls.

Innerhalb von 24 Stunden

– Wenn eine Wunde sich entzündet (Anzeichen: zunehmender Schmerz, Anschwellen und Rötung), besonders wenn die Entzündung in roten Streifen von der Wunde Richtung Rumpf läuft (Lymphgefäßentzündung). Unter Umständen Eiterbildung.

– Alle Bisse durch Tiere sollten von Ihrem Arzt bzw. Heilpraktiker untersucht werden. Fragen Sie ihn auch bei allen Stichwunden und Rissen nach eventuell erforderlichen Maßnahmen zur Verhütung von Tetanus.

– Wenn der Gebrauch des verletzten Körperteils unerwartet beeinträchtigt ist, etwa ein verletztes Bein nicht belastet werden kann oder der Gebrauch des Handgelenks nach einem Fall eingeschränkt oder schmerzhaft ist, besonders bei einem Kind.

Konsultieren Sie gegebenenfalls auch andere Kapitel dieses Buches.

TEIL IV

HEILMITTELBILDER:

Beschreibung der am häufigsten verwendeten Heilmittel

Aconitum

- Plötzlich und intensiv
- Nach Aufenthalt im Kalten, besonders bei sehr kaltem, trockenem Wetter, und dann am selben Tag krank
- Stark angeregter Kreislauf
- Angst
- Schreckliche Besorgnis, Qual, große Unruhe
- Überempfindlich und brennende Schmerzen
- Großer Durst auf kaltes Wasser
- Hellrot bei Entzündungen

Plötzlichkeit und Intensität kennzeichnen *Aconitum*. Ein starker Sturm, der plötzlich aufkommt und schnell vorüber ist; wenn die Beschwerden sich hinziehen oder nicht besonders intensiv sind, ist *Aconitum* nicht das richtige Mittel. *Aconitum* ist nicht schwach! Wird oft gebraucht bei kräftigen, robusten, gesunden, stabilen Menschen und Kindern: Sie werden plötzlich sehr krank, haben hohes Fieber etc. Vorausgegangen ist oft der **Aufenthalt im Kalten, besonders bei sehr kaltem, trockenem Wetter; die Beschwerden setzen am selben Tag ein,** das heißt recht bald.

Aconitum kann auch bei Magenbeschwerden nach sehr heißem Wetter nützlich sein. Die Krankheiten können einem Schreck oder einem Schock folgen, besonders bei Kindern.

Der **Blutkreislauf ist stark angeregt;** voller, schneller Puls; große Nervosität und Erregung ohne ausgeprägtes Delirium. Im Extremfall kann dies zu großer **Angst** führen, sogar dazu, daß der eigene Todespunkt vorhergesagt wird. **Schreckliche Angst, Qual und Unruhe** bei der Plötzlichkeit und Heftigkeit der Krankheit.

Starke Blutüberfülle im Kopf und Hitzewellen. Oft gebraucht im ersten Stadium hochgradiger Entzündungen, hohen Fiebers und starker Blutüberfülle mit großer Besorgnis, Hitze und Unruhe; wälzt sich im Bett herum, wirft die Decken ab.

Eine **Überempfindlichkeit der Sinne und brennende Schmerzen** sind charakteristisch für dieses Mittel, aber auch stechende, reißende, schneidende Schmerzen mit Taubheit, Vibrieren und Kribbeln können vorkommen. **Starke Schmerzen,** neuralgische Schmerzen, kann es nicht ertragen, berührt zu werden, große Pein; < nachts und besonders abends.

Große Trockenheit und dabei großer Durst auf kaltes Wasser. Im allgemeinen ist die Haut trocken und heiß, ohne Schweiß; < im warmen Raum und warm zugedeckt, > Aufdecken; tritt die Decken weg.

Starke Kopfschmerzen durch Aufenthalt in trockenem, kaltem Wind, der einen Nasenkatarrh am Fließen gehindert hat.

Lichtunverträglichkeit bei Fieber mit kleinen, zusammengezogenen Pupillen.

Aconitum ist bei Entzündungen **hellrot,** Gesicht mit Blutüberfülle etc., obwohl es beim Aufstehen blaß werden kann. Es ist nicht dunkel oder fleckig und zeigt nicht die üblichen Folgen einer Entzündung, das heißt keinen Eiter, keine dicken grünen oder gelben eitrigen Absonderungen und kein anhaltendes Fieber; *Aconitum* ist schnell vorbei, in einer Nacht.

Unter Umständen schmeckt alles bitter, außer Wasser; bei Fieber Verlangen nach Bitterem. Brennen, Stechen und Trockenheit im Hals mit starker Rötung und manchmal Schwellung. Starke, plötzliche Übelkeit und Erbrechen.

Nach dem Einschlafen kann der Rachen trocken werden, und der Patient erwacht mit Krämpfen im Hals und meint, er würde ersticken. Krampfartiger, erstickender, starker, trockener Husten mit heiserem Bellen, der nachts einsetzt, wenn ihm tagsüber kalt geworden ist; starke fiebrige Erregung. Erstickender Husten. **Krupp nach dem Aufenthalt in kalter, trockener Luft.** Trockene Schleimhäute. Ein kurzer trockener Husten, unter Umständen wenig wäßriger Schleim, möglicherweise blutstreifig.

Andere Mittel werden benötigt, wenn *Aconitum* nicht ausreicht und die Beschwerden sich hinziehen oder länger als etwa einen Tag andauern. Gut geeignete Folgemittel sind *Sulfur, Arnica, Belladonna, Bryonia, Ipecacuanha.*

Allium cepa

- Beschwerden oft durch Kälte, Feuchtigkeit, durchdringende Winde
- Vor allem nützlich bei Erkältungen und Husten
- Reichliches Tränen der Augen, Tränen sind mild
- Wäßriges Nasensekret, das scharf ist und die Haut wund macht
- < Wärme, abends

Beschwerden oft durch Kälte, Feuchtigkeit, durchdringende Winde; **besonders nützlich bei Erkältungen und Husten.**
Reichliche, milde Tränen aus den Augen und ein wäßriges Nasensekret, das scharf ist und die Haut an Nase und Oberlippe wund macht, sind die markanten Charakteristika dieses Mittels. Alle Erkältungsphasen < **Wärme,** außer das Kitzeln im Hals, das durch das Einziehen von kalter Luft schlimmer werden kann.
< Auch **abends.** Schnupfen < drinnen, > frische Luft.
Schleimhäute sind roh. Reißen und Schmerzen im Kehlkopf bei jedem Husten. Nase tropft und brennt, Oberlippe und Nasenflügel dabei wund, rot und roh. **Niesen** kommt früh und mit zunehmender Häufigkeit. Wäßriges Nasensekret, und Verstopfung geht vom linken zum rechten Nasenloch.
Starke **Blutüberfülle;** oft drückende Kopfschmerzen mit Gefühl des Vollseins; dieses Gefühl auch in der Nase, kann pochen und brennen, manchmal Nasenbluten.
Dumpfe Stirnkopfschmerzen, Hinterhauptschmerzen; Schmerzen im Kiefer gehen zum Kopf. Manchmal starke Kopfschmerzen, Augen können kein Licht vertragen. Reißende, berstende, pochende Kopfschmerzen. Kopfschmerzen und Schnupfen < in warmem Zimmer, > an der frischen Luft.
Husten mit reißenden Schmerzen im Kehlkopf, < beim Einziehen von kalter Luft, möglicherweise aber auch in warmer Luft oder einem warmen Raum; > an der frischen Luft.
Husten mit reißenden Schmerzen im Kehlkopf, < beim Einziehen von kalter

Luft, möglicherweise aber auch in warmer Luft oder einem warmen Raum; < abends.

Krampfartiger Husten, der Krupp oder Keuchhusten gleicht; heiserer, rauher, hohl klingender, krampfartiger Husten, ausgelöst durch ständiges Kitzeln im Kehlkopf. Husten verursacht ein rohes, zerreißendes Gefühl im Kehlkopf, das so heftig und schmerzhaft ist, daß jede Anstrengung unternommen wird, um nicht zu husten.

Erkältungen können auch zum Brustkorb gehen, mit starker Sekretion, Husten und Schleimrasseln.

Antimonium tartaricum

- Beschwerden im Brustraum und Magen-Darm-Störungen
- Blasses, eingefallenes Gesicht
- Mattigkeit, Schwäche, oft starke Benommenheit
- Ansammlung von Schleim in den Atemwegen
- Rasselnder Atem mit der Unfähigkeit, Schleim abzuhusten
- Magenbeschwerden durch saure Speisen oder Getränke
- Starke Übelkeit
- < Hinlegen, Wärme

Dieses Mittel wird am häufigsten bei Beschwerden im Brustraum und Magen- und Darmstörungen gebraucht. Das Gesicht ist **bleich und einge-fallen,** mit dunklen Ringen unter den Augen und unter Umständen von kaltem Schweiß bedeckt. Ein Zustand der Schlaffheit und Schwäche mit wenig Fieber und mangelnder Reaktionskraft, **Mattigkeit, oft starke Be-nommenheit.**

Jeder Einbruch von kaltem, nassem Wetter führt zu einem rauhen Rasseln im Brustkorb, einer **großen Ansammlung von Schleim in den Atemwegen** oder ständigen, aufeinanderfolgenden Erkältungen. Es fehlt die Vitalität, diese Beschwerden loszuwerden; die auswerfende Kraft von *Ipecacuanha* ist nicht vorhanden, und der Brustkorb füllt sich ständig mit Schleim; **rasselnder Atem mit der Unfähigkeit, Schleim abzuhusten.** Kann schnell in diesen reaktionslosen Zustand hineinsinken; erstickt an weißem Schleim; es fehlt die Kraft, ihn wegzuschaffen, obwohl dies bessern würde.

Muß sich im Bett *aufsetzen*, Atmen < **Hinlegen.** Muß manchmal Luft zugefächelt bekommen, aber nur langsam. < **Wärme oder zuviel Beklei-dung,** vermitteln das Gefühl zu ersticken.

Schleimhäute sind von einem dicken weißen Exsudat bedeckt.

Dieser schwache, ausgelaugte Zustand **kommt nicht früh bei einer Krank-heit, sondern** mit der Erschöpfung, nach mehreren Tagen, und findet sich meist bei Patienten mit schwacher Vitalität, einer eher angegriffenen, schwachen Konstitution, die leicht an katarrhalischen Beschwerden leiden; meist gebraucht bei älteren Menschen und Säuglingen.

Möchte nicht, daß man sich mit ihm beschäftigt, ihn stört; alles ist eine Last. Das kranke Kind möchte nicht berührt und manchmal noch nicht einmal angesehen werden. Der Patient möchte allein gelassen werden. Mitleiderregendes Jammern und Klagen beim Säugling. Sehr reizbar bei Störung. Kann gelegentlich anhänglich sein und möchte getragen werden; kann Gereiztheit auch auf andere Weise zeigen.

Unter Umständen Ekel vor Nahrung; sogar Wasser wird erbrochen. Kein Durst; der Patient reagiert im allgemeinen gereizt, wenn es angeboten wird; ein Kind stöhnt nur unwillig. Manchmal Verlangen nach Kaltem, Saurem oder saurem Obst, was Erbrechen verursacht. **Magenprobleme durch saure Nahrungsmittel oder Getränke** können dieses Mittel erforderlich machen. Abneigung gegen Milch, wird erbrochen. Erbrechen, **starke Übelkeit, Erschöpfung mit Kältegefühl, kalter Schweiß und Benommenheit.** Erbrechen bessert die Übelkeit, anders als bei *Ipecacuanha*.

Apis mellifica

- Beschwerden setzen ziemlich schnell ein
- < Wärme oder warmer Raum
- > Kälte
- Schmerzen stechen und brennen
- Ausgeprägtes, schnelles Anschwellen
- Kein Durst
- Gerötetes Gesicht
- Enge überall im Bauch, Angst, daß etwas platzt
- Spärlicher Urin
- Ausschlag fühlt sich rauh an
- Haut empfindlich gegen Berührung

Dieses Mittel kann nach Schreck, Wut, Sorgen, Eifersucht oder schlechten Nachrichten erforderlich sein. Es kann dem Verschwinden oder Nichterscheinen eines Ausschlags folgen, zum Beispiel wenn ein Masernausschlag sich nicht voll entwickelt oder beginnt und dann verschwindet.

Die Beschwerden setzen wie bei *Belladonna* **ziemlich schnell ein.**

< Wärme oder warme Räume ist sehr ausgeprägt; dies betrifft sowohl die örtlichen Beschwerden, wie Schmerzen und Entzündungen, als auch den Patienten selbst; **> Kälte in jeder Form,** Luft, Anwendungen etc.

Die Beschwerden können rechts anfangen und nach links wandern. **Im allgemeinen stechende, brennende Schmerzen, > Kälte;** aber auch andere Arten von Schmerzen sind möglich.

Ausgeprägte Schwellung; schnelles Anschwellen, kann schnell kommen und gehen. Schleimhäute geschwollen, als ob sie mit Wasser gefüllt wären. Augen, Lider, Gesicht oder Gliedmaßen ödematös.

Kein Durst ist ebenfalls üblich.

Bei Delirium kann es zu völliger Apathie und sogar Bewußtlosigkeit kommen, manchmal mit Zuckungen, einseitig; Kopfrollen; Pupillen können zusammengezogen oder erweitert sein; rote Augen; **gerötetes Gesicht.**

Patient liegt wie erstarrt. Kann totenbleich werden, wenn der Raum über-
heizt ist; tritt die Decken weg, wenn er dazu in der Lage ist.

Haut kann abwechselnd heiß und trocken sein oder schwitzen.

Schrilles Schreien oder Weinen bei einem sich herumwerfenden oder apa-
thischen Kind.

Viele Augenbeschwerden mit brennenden Tränen, Schwellung und Rötung.
Absonderungen stechen und brennen, < Wärme, > Kälte.

Hat Erstickungsgefühle bei Schüttelfrost oder Fieber durch die von einem
Ofen ausgestrahlte Hitze.

Übelkeit, Erbrechen oder Würgen mit großer Angst.

Enge im ganzen Bauch macht es unmöglich, zu husten oder zu pressen, aus
Angst, daß etwas platzt oder reißt. Beugt sich vor und zieht die Gliedmaßen
an, um der Enge abzuhelfen. Sehr schmerzhaft bei Berührung.

Oft **spärlicher Urin.** Unter Umständen starker Harndrang, Stechen und
Brennen im Harntrakt.

Oft bei Krankheiten gebraucht, bei denen die Haut betroffen ist. **Ausschläge**
fühlen sich dick an, oft **rauh; berührungsempfindliche Haut.** Nesselausschlag. Möglicherweise < nach dem Schlafen; Berührung.

Arnica

- Starke körperliche Schmerzen wie bei Prellungen
- Sehr erschöpft, schwach und matt
- Patient möchte nicht, daß man mit ihm spricht oder ihm auch nur nahe kommt
- Kopf und Gesicht heiß und gerötet, Extremitäten kalt

Die **starken körperlichen Schmerzen wie bei Prellungen** kennzeichnen *Arnica* (wie *Baptisia, Phytolacca, Rhus toxicodendron* und *Ruta*). Der Patient liegt reglos und bewegt sich nur von Zeit zu Zeit ein bißchen. Warum? Weil alles ihm weh tut und das Bett ihm zu hart erscheint; es verwundert nicht, daß *Arnica* bei Prellungen und den Folgen von Verletzungen, auch solchen psychischer Art, das Hauptmittel ist.

Bei Fieber **sehr erschöpft, schwach und matt,** völlige Apathie, bewußtlos, kann aber geweckt werden und beantwortet Fragen korrekt, fällt jedoch wieder in Erschöpfungszustand zurück. Kann sagen, daß er nicht krank ist, obwohl er es offensichtlich ist; Ursache ist die psychische Verfassung. Möchte allein gelassen werden; hat, weil alles weh tut, Angst davor, berührt zu werden. **Möchte nicht, daß man ihn anspricht oder sich ihm nähert;** mürrisch; reizbar; traurig; ängstlich; benommen; Angst, daß der Tod bevorsteht; Alpträume, nächtliches Aufschrecken aus dem Schlaf.

Kopf und Gesicht heiß und rot, Extremitäten und Körper **kalt.** Großer Durst bei Schüttelfrost.

Hat leicht Blutungen und Prellungen; unter Umständen katarrhalische Beschwerden mit entzündeten Schleimhäuten, die leicht bluten.

Bei Scharlach kann *Arnica* erforderlich sein, wenn Stellen dunkelrot und fleckig sind, aber der Ausschlag nicht herauskommt (wie *Antimonium tartaricum*).

Gelenke können geschwollen und schmerzhaft sein.

Übler Geschmack, Aufstoßen, Blähungen und Stuhl übelriechend, riecht wie faule Eier (*Baptisia* ist noch schlimmer).

Schmerzhaft, wie zerschlagen, mit Halsschmerzen (wie auch *Phytolacca*, das ebenfalls das »Gesicht heiß und gerötet, Glieder und Körper kalt« hat).

Völlige Apathie mit unwillkürlichem Abgang von Stuhl und Urin.

Viele kleine Geschwüre, eins nach dem anderen, schmerzhaft und wund.

Arsenicum album

- Besorgnis
- Unruhe
- Unverhältnismäßige Schwäche
- Durst auf eiskaltes Wasser, wenig und oft, nur schluckweise
- Brennende Schmerzen > Wärme
- Friert leicht
- < Kälte
- < Vor und direkt nach Mitternacht
- Erbricht alles
- Sodbrennen
- Durchfall mit Erschöpfung und Unruhe

Angst, Unruhe, unverhältnismäßige Schwäche, brennende Schmerzen > Wärme, fauliger Geruch, Kälteempfindlichkeit, < vor und direkt nach Mitternacht sind die Charakteristika dieses Mittels.

< **Kalte** Luft oder Anwendungen; friert im allgemeinen leicht und > warme Decken, außer Kopfbeschwerden, die mit Blutüberfülle einhergehen und durch kühle, frische Luft gebessert werden. Die Haut ist oft blaß, kalt und feucht.

< Bewegung, erschöpft.

Besorgnis ist im allgemeinen mit Angst vermischt und nimmt die Form der **Unruhe** an; Besorgnis und Unbehagen veranlassen den Patienten dazu, sich im Bett herumzuwerfen, aufzustehen und herumzugehen, sich von einer Position in die andere zu bewegen, aber er wird so schwach, daß die Erschöpfung bei sehr schweren Krankheiten sogar einen tödlichen Aspekt bekommt. Im allgemeinen ist er zu schwach, um sich so zu bewegen, wie er möchte, aber wenn er stark genug ist, kann er nicht ruhig bleiben.

Durst auf eiskaltes Wasser, wenig und oft, nur schluckweise, ist ein weiteres Charakteristikum. Der Patient muß trinken, weil er so trocken ist, aber kaltes Wasser bekommt seinem Magen nicht, weshalb er es nur schluckweise zu sich nimmt. Bei Magenbeschwerden bevorzugt er Warmes. Bei Fieber möglicherweise Durst auf heiße Getränke während der Kältephasen, schluckweise während der Hitzephasen und großer Durst beim Schwitzen. Das Schwitzen bessert im allgemeinen (wie *Natrium muriaticum*).

Im allgemeinen bei Schüttelfrost die Empfindung, als würde eiskaltes Wasser durch die Adern laufen, dies führt zu einem sehr starken Fieber mit dem Gefühl, als würde es in den Adern kochen, dann kommen Schwitzen und Erschöpfung mit ausgeprägtem **Frieren.** Frieren kann auch mit Hitzewellen wechseln (wie *Mercurius solubilis*).

Brennende Schmerzen > Wärme ist sehr charakteristisch für dieses Mittel, genauso wie die unverhältnismäßige Schwäche.

Blutüberfülle, Pochen, Brennen im Kopf, > Kälte. Alle sonstigen brennenden Schmerzen > Wärme, zum Beispiel in Hals, Magen, Lungen, Blase, Augen etc.

Absonderungen sind beißend und verursachen Brennen, das durch Wärme gebessert wird.

Trockener, hackender Husten, und später wird viel dünner, wäßriger oder schaumiger Schleim ausgeworfen. Brennen im Brustkorb. Schwieriges Atmen, Keuchen; muß sich aufsetzen, um zu atmen, < jede Anstrengung.

Erbricht bei Erschöpfung und Angst **alles,** trockener Mund, brennende Schmerzen > Wärme, warmes Wasser oder Milch. **Sodbrennen.** Magenschleimhautentzündung. Ein sehr empfindlicher Magen > Wärme. Durchfall und Erbrechen gleichzeitig, < nach dem Essen oder Trinken. **Durchfall mit Erschöpfung und Unruhe,** > Wärme; fauliger Geruch. Rektum und After brennen und werden roh und wund.

Kann überempfindlich, kleinlich und wählerisch sein. Empfindlich gegen Geruch und Berührung.

Friert leicht, verkühlt sich immer, was Katarrh und Niesen verursacht; durch jeden Wetterwechsel. Katarrhe wandern zum Kehlkopf (Heiserkeit), zur Luftröhre mit Brennen < Husten und zum Brustkorb mit Zusammenschnürung und Husten.

Belladonna

- Beschwerden setzen plötzlich und sehr stark ein
- Große Hitze
- Rötung, hellrot glänzende Haut
- Starkes Brennen in den entzündeten Körperteilen
- Schwellung
- Sehr empfindlich gegen Schmerzen, die plötzlich kommen und gehen
- Lokale Blutüberfülle mit Pochen überall
- Heißer Kopf und kalte Extremitäten
- Sehr trockene Schleimhäute
- Trockene Haut, aber oft Schwitzen an bedeckten Körperteilen
- Zucken und Zusammenfahren bei Fieber
- < Bewegung
- < 15 Uhr und nachts.

Paßt wie *Aconitum* für vollblütige, kräftige, gesunde Konstitutionen, robuste Kinder und Babys, wenn die Beschwerden **plötzlich und sehr heftig** einsetzen und genauso plötzlich verschwinden; ein kurzer, heftiger Verlauf – **nicht** verwenden bei länger anhaltenden oder sich wiederholenden Krankheiten oder bei Beschwerden, die allmählich einsetzen.

Sehr anfällig für Erkältungen; empfindlich gegen Zugluft besonders am Kopf, wie *Hepar sulfuris* und *Silicea*.

Große Hitze, so intensiv, daß sie auf der Hand bleibt, wenn man die Haut des Patienten berührt hat. Alle Arten von Entzündungen und Fiebern.

Rötung, hellrot glänzende Haut, besonders Gesicht, Schleimhäute etc. Kann später etwas dunkler und fleckiger werden.

Brennen, starkes Brennen in den entzündeten Bereichen. Rachen brennt wie feurige Kohlen; Haut brennt bei Scharlach und Entzündungen; Magenschleimhautentzündung brennt.

Anschwellen, entzündete Körperteile schwellen schnell an, sind sehr berührungsempfindlich mit dem Gefühl, als ob sie bersten würden, mit drückenden, stechenden, brennenden Schmerzen. **Sehr empfindlich gegen Schmerzen,** die **plötzlich kommen und gehen.** Leidet sehr; < **Bewegung, Erschütterung,** Kälte, Berührung, Druck, Licht. Möchte, anders als *Apis*, warm eingepackt sein.

Lokale Blutüberfülle mit Pochen überall und Brennen; Adern pochen und pulsieren genauso wie örtliche Entzündungen; bei Bewegung pochende Kopfschmerzen. Je mehr Blutüberfülle, desto reizbarer. Bei Fieber **Dilirium,** Patient sieht schreckliche Gesichter, Tiere etc.; ein Zustand der Wildheit, der manchmal durch den Verzehr leichter Speisen besser wird. Schwindel ist häufig.

Kopfschmerzen mit lokaler Blutüberfülle < Bücken, Hinlegen; möchte den Kopf einhüllen. Ausgeprägte Blutüberfülle dominiert bei Kopfsymptomen; Gefühl des Vollseins.

Heißer Kopf und kalte Extremitäten; Blutandrang zum Kopf. Augen rot und blutunterlaufen.

Brennende Trockenheit und Gefühl der Einschnürung im Rachen. **Schleimhäute sehr trocken** mit großem Durst, unter Umständen auch kein Durst; verlangt bei Fieber oft Zitronen oder Zitronenlimonade. **Trockene Haut, aber schwitzt oft an bedeckten Körperteilen.**

Zunge kann rote Ränder und einen weißen Belag in der Mitte haben. Widerwärtiger, fauliger Geschmack.

Zucken und Zusammenfahren, häufig bei Fieber, auch Konvulsionen. Unruhiger Schlaf, träumt viel von Gewalt, Alpträume, Ächzen und Stöhnen. Trockenheit verursacht Kitzeln, was zu einem trockenen, bellenden Husten führt; starker Husten, unter Umständen etwas blutstreifiger Schleim. Sobald der Schleim abgehustet ist, sind die Beschwerden eine Zeitlang gelindert, und dann wiederholt sich das Ganze. Brust sehr schmerzhaft und gespannt, Kinder können weinen, bevor sie husten. Kitzeln und Brennen im Kehlkopf mit starken Hustenanfällen. Kopfschmerzen beim Husten, als würde der Kopf bersten.

Neigung zu rechtsseitigen Beschwerden; kann nicht auf der schmerzenden Seite liegen, anders als *Bryonia*.

Die meisten Beschwerden > Bewegungslosigkeit; häufig < **15 Uhr und nachts.**

Bryonia

- Beschwerden beginnen langsam, dauern an oder lassen zeitweilig nach
- Viel schlimmer durch Bewegung
- < Wärme und stickige Räume
- > Druck
- Extreme Reizbarkeit
- Ein träger Geisteszustand
- Kopfschmerzen begleiten fast alle anderen Krankheiten
- Stechende Schmerzen, liegt auf der schmerzhaften Seite
- Brustkorb schmerzt, wird beim Husten festgehalten
- Trockene Schleimhäute
- Großer Durst auf große Mengen kalten Wassers

Die Beschwerden beginnen einen Tag oder mehr nach einer Verkühlung, besonders wenn der Patient überhitzt war oder das Schwitzen durch kalte Luft oder Wasser unterdrückt wurde – oder wenn er trockenem, kaltem Wind ausgesetzt war. Die Beschwerden können auch auf eine Kränkung oder verletzte Gefühle folgen.

Sie beginnen oft morgens, können mehreren Tagen der Vorbereitung folgen – Mattigkeit, Müdigkeit, benommener Kopf – und werden dann allmählich intensiver. **Die Beschwerden kommen langsam, dauern an oder lassen zeitweilig nach.** Paßt oft für vollblütige, langsame Menschen, die unter katarrhalischer Blutüberfülle leiden.

Die starke Verschlechterung durch Bewegung ist immer vorhanden. Der Patient möchte völlig reglos bleiben; je mehr und je länger er sich bewegt, desto mehr leidet er.

> Druck, er sorgt dafür, daß die betroffenen Körperteile sich nicht bewegen. **Extreme Reizbarkeit;** möchte nicht reden oder gestört werden und kann später lethargisch sein, ein Zustand völliger Apathie, der an Bewußtlosigkeit grenzt. **Ein träger Geisteszustand,** nicht erregbar; wenn der Patient aus der Apathie geweckt wird, kann er verwirrt sein, möchte nach Hause gehen etc., ein leichtes Delirium, **nicht** die flammende, wilde Erregung von *Belladonna*. Delirium kann um 21 Uhr beginnen und wie das Fieber die ganze Nacht dauern. Auch Frieren um 21 Uhr.

Bei *Bryonia*-Beschwerden häufig Verschlimmerung um 21 Uhr.

Der Patient kann unentschlossen sein und nicht wissen, was er will. Manchmal zwingen Angst und ein Gefühl des Unbehagens dazu, sich zu bewegen, wie bei *Arsenicum*, und kann nicht ruhig bleiben, obwohl dies die Schmerzen verschlimmert; oder die Schmerzen sind so heftig, daß der Patient sich bewegen muß, aber auch das verschlimmert die Schmerzen.

< Wärme, > Kälte. Dem Patienten und den durch lokale Blutüberfülle verursachten Beschwerden geht es schlechter durch Wärme und besser durch Kälte (wie *Apis, Pulsatilla* etc.). Einige rheumatische Beschwerden jedoch < Wärme.

Kopfschmerzen können allein vorkommen oder sind **Vorläufer anderer Beschwerden; sie begleiten fast alle anderen Krankheiten.** Unter Umständen geistige Dumpfheit und Verwirrtheit mit berstenden Kopfschmerzen; im allgemeinen > fester Druck. Kopfschmerzen mit Übelkeit, mit Schwäche. Zerreißende, starke Kopfschmerzen mit Blutüberfülle, ein drückender Schmerz; Kopfschmerzen, als würde der Schädel gespalten. < Bewegung, sogar Blinzeln; Anstrengung ist unmöglich, Patient verhält sich völlig reglos und still, möchte Dunkelheit, denn Licht verschlimmert. < **Wärme und stickige Räume,** Bücken, Aufsetzen nach dem Hinlegen, Husten. Sieht oft aus wie berauscht mit einem fleckigen, bläulichroten Gesicht mit Blutüberfülle; ein geschwollenes Gesicht, aber kein Ödem.

Stechende Schmerzen (wie *Kalium carbonicum*) **und liegt auf der schmerzenden Seite** (anders als *Belladonna* oder *Kalium carbonicum*); liegt reglos, und Druck bessert. Hält wegen der zerreißenden Kopfschmerzen den Kopf beim Husten fest.

Viele Beschwerden beginnen in der Nase mit Niesen, Schnupfen mit roten Augen und Kopfschmerzen. Beschwerden können zum Hals, zum Kehlkopf und zum Brustkorb hinuntergehen. Brennen und Kitzeln im Kehlkopf, Heiserkeit und Blutüberfülle im Brustkorb. Alles tut weh, fühlt sich überall lahm und wie zerschlagen (bei *Arnica* noch stärker). **Schmerzen im Brustkorb, Patient hält ihn beim Husten fest** und legt sich auf die schmerzende

Seite, um sie ruhig zu halten und Druck auszuüben. Frösteln mit starken Schmerzen in der Brust, ein kurzer, harter, quälender, trockener Husten mit spärlichem oder rostfarbenem Auswurf. Atmet kurz und schnell, weil tieferes Einatmen Schmerzen bereitet; Brustfellentzündung. Affinität zur rechten Seite mit Schmerzen und Lungenentzündung. Manchmal quält den Körper ein starker Husten mit Kopfschmerzen und viel Schleim. Husten < nach dem Essen, Bewegung, von kalter in warme Luft gehen. **Trockene Schleimhäute,** von den Lippen bis zum After. Lippen sehr trocken, Kinder reißen Hautfetzen ab; trockener Mund.

Großer Durst auf große Mengen kalten Wassers in langen Pausen.

Zahnschmerzen > Kälte und Druck. Möglicherweise Verlust oder Veränderung des Geschmacksinns mit trockener, brauner Zunge und – selten – Durstlosigkeit. Trockene Halsschmerzen mit Durst, aber kalte Getränke können Husten und Schmerzen auslösen. Bei Magenbeschwerden bessern warme Getränke.

Dick belegte weiße Zunge. Halsschmerzen mit geschwürigen Aphthen.

Unter Umständen Verlangen nach dem, was der Magen ablehnt; unentschlossen. Aufsitzen kann Übelkeit und Ohnmacht auslösen. Gestörte Verdauung mit dem Gefühl eines Steins oder Gewichts im Magen (wie *Nux vomica, Pulsatilla* etc.). Bitterer Geschmack im Mund (wie *Pulsatilla, Nux vomica* ist säuerlich). Übelkeit und Erbrechen < Bewegung. Beschwerden folgen Fehlern in der Ernährung, besonders zu Beginn eines Wärmeeinbruchs nach kaltem Wetter. Verstopfung mit trockenen, harten Stühlen ist sehr charakteristisch, kann aber auch Durchfall bekommen, der morgens, durch Bewegung und Überessen schlimmer wird.

Alle Beschwerden gewöhnlich > Schwitzen, < nach dem Essen, 21 Uhr. Schmerzen, außer im Bauchbereich, > Druck.

Calcium carbonicum

- Beschwerden durch kaltes Wasser
- Blutüberfülle überall
- Friert leicht; empfindlich gegen kalte Luft
- Kälte mit Schwitzen
- Partielles Schwitzen
- Gewebe und Adern schlaff
- Schwäche
- Drüsen, besonders Lymphknoten, sind hart, entzündet und schmerzhaft
- Saurer Geruch und Geschmack
- Schwitzen am Kopf bei der geringsten Anstrengung
- Heißer Kopf bei Blutüberfülle

Beschwerden durch kaltes Wasser. Überall **Blutüberfülle.** Kalte Füße und heißer Kopf.

Ein kälteempfindlicher Patient; empfindlich gegen kalte Luft, rauhe Winde, Zugluft, Sturm. **Verkühlt sich sehr leicht.** Körperteile sind kalt, besonders Unterschenkel und Füße. < Kalte Luft, Treppensteigen oder Anstrengung.

Kälte mit Schwitzen. Schwitzt partiell, an verschiedenen Stellen; Kopf, Stirn, Nacken, Vorderseite der Brust, Füße. Wenn der Patient ins Schwitzen kommt und sich zu lange nicht bewegt, hört das Schwitzen plötzlich auf, und er bekommt eine Erkältung oder Kopfschmerzen.

Gewebe und Adern sind schlaff – Krampfadern, Hämorrhoiden etc. mit Brennen in den Krampfadern.

Schwäche, < Anstrengung, Atemlosigkeit. Fieber oder Kopfschmerzen durch Anstrengung.

Drüsen, besonders Lymphknoten, werden **hart, entzündet und wund.** Abszesse im tiefen Gewebe.

Sauer; Erbrechen, Durchfall, Körpergeruch, Atem etc. sauer. Neigung zu weichem Stuhl < nachmittags.

Geistig und körperlich müde und erschöpft; bricht in Schweiß aus und wird aufgeregt und reizbar. Beschwerden durch Erregung der Gefühle, Ärger oder Kränkung dauern tage- oder wochenlang an. Unfähig, sich anzustrengen.

Schwitzen am Kopf bei der geringsten Anstrengung, von kaltem Schweiß bedeckt. Schwitzen auf der Stirn, jeder Luftzug führt zu Frösteln und Kopfschmerzen. Füße schwitzen, kalt und feucht. Nackenschweiß nachts. **Heißer Kopf bei Blutüberfülle.**

Kopfschmerzen sind betäubend und lähmend und führen zu geistiger Verwirrtheit. Kopfschmerzen durch unterdrückten Schnupfen. Pulsierende Kopfschmerzen, wenn stark.

Je ausgeprägter die Blutüberfülle der inneren Körperteile ist, desto kälter wird die Oberfläche. Kalte, eisige, schwitzige Hände mit Brust-, Magen- und Darmbeschwerden. Fieber mit kaltem Schweiß auf der Kopfhaut. Brennen auf dem Scheitel mit Kälte in der Stirn. Kopfschweiß nachts, macht das Kissen naß.

Nach kaltem Wetter dicke gelbe Absonderung aus Ohren oder Nase.

Halsschmerzen bei Patienten, die sich oft verkühlen; chronische Halsschmerzen mit einem ständigen trockenen, erstickenden Gefühl mit Schmerzen beim Schlucken. Heiserkeit ohne Schmerzen < morgens.

Erkältungen setzen sich immer in der Brust fest, sehr müde; Auswurf von dickem gelbem Schleim, kann sauer und schlecht riechen. Husten > kalter, feuchter Wind.

Schwacher, empfindlicher Rücken.

Rheumatische Gelenke, Steifheit beim Aufstehen von einem Stuhl.

Schlaf gestört durch Vorstellungen, schreckliche Visionen beim Schließen der Augen; knirscht mit den Zähnen, kaut und schluckt. Kalte Füße im Bett, und wenn sie warm werden, brennen sie und brauchen Abkühlung.

Causticum

– Der *Causticum*-Husten
– Trocken, rauh, heiser bis zum Stimmverlust
– Reizung der Luftröhre

Der *Causticum*-Husten: Roheit und Kitzeln im Hals mit trockenem Husten.
Brennen im Hals nicht > Schlucken. **Trocken, roh, heiser** bis zum völligen
Verlust der Stimme; **Heiserkeit < morgens.**
Harter, trockener Husten peinigt die ganze Brust. Reizung der Luftröhre: ein
empfindlicher, senkrechter Streifen mitten über den oberen Brustkorb.
Brust scheint voller Schleim zu sein, hat das Gefühl, ihn abhusten und
hochbringen zu können, wenn er nur ein bißchen tiefer husten könnte. Müht
sich ab und hustet, bis er erschöpft ist oder herausfindet, daß das Trinken
von Kaltem in kleinen Mengen lindert. Husten < Ausatmen.
Abgang von Urin bei jedem Husten. Beim Husten Schmerzen in der Brust.
Kann Schleim nicht abhusten, muß hochgebrachten Auswurf schlucken;
kann fettig schmecken.
Trockener Husten mit Schmerzen in der Hüfte, unwillkürlichem Harnab-
gang.

Chamomilla

- Sehr empfindlich, besonders gegen Schmerz
- Sehr reizbar und überempfindlich
- Wütendes, trotziges Schreien; jämmerliches Klagen
- Zahnen

Sehr empfindlich, besonders gegen Schmerzen, auch gegen Eindrücke, Umgebungen und Menschen. **Sehr reizbar und überempfindlich.** Mürrisch, sich widersetzend, trotzig und schnippisch.

Ursache des *Chamomilla*-Zustands können Wut, Zorn, Widerspruch, das Gefühl einer Kränkung oder körperlicher Schmerz sein.

Wütendes Weinen; jämmerliches Klagen. Dieser Zustand findet sich oft bei Kindern, und dieses emotionale Bild weist im allgemeinen auf *Chamomilla* hin. Die Schmerzen können sie zur Raserei treiben, mit völligem Verlust der Rücksichtnahme auf andere; sie können streitsüchtig sein, zänkisch und grob. *Chamomilla*-Kinder sind oft schnippisch und wollen nicht berührt werden; sie wollen tun, was ihnen gefällt, wissen aber nicht, was dies ist! Ein gereizter, mürrischer Zustand mit Entzündungen überall. Kinder jammern und weinen; mäkeln an allem herum, wissen nicht, was sie wollen, und sind nie zufrieden, lehnen launisch das ab, was sie gerade gewollt und bekommen haben, **Wutanfall.**

Manchmal > passive Bewegung; das Kind möchte ständig getragen werden, ist aber auch dann nicht lange beruhigt und verlangt, von jemand anders getragen zu werden.

Bei Ohrenschmerzen können Kinder schreien; sie können bei den Schmerzen nicht ruhig bleiben und sind durch sie stark gereizt. Ohrenschmerzen können sehr empfindlich auf Kälte reagieren. **Sehr empfindlich gegen Schmerz,** der sie verrückt macht, können den Schmerz nicht ertragen, schwitzen. Manchmal Taubheit.

Im allgemeinen Durst auf kaltes Wasser. Hohes Fieber mit Schwitzen besonders auf dem Kopf, eine Wange rot und eine blaß.

Sehr nützlich beim **Zahnen** – ein überempfindlicher, launischer Zustand, in dem nichts gefällt; Zahnen < Wärme und nachts, > kalte Anwendungen. Zahnen mit grünem, fauligem Durchfall, der nach faulen Eiern riecht; unter Umständen kolikartige Schmerzen und Aufgetriebenheit.

Die meisten Beschwerden setzen abends oder nachts ein und klingen im allgemeinen nach Mitternacht ab. Unter Umständen < 9 Uhr. Oft < Wärme, aber gewöhnlich nicht > Kälte (anders als *Pulsatilla* und *Apis*). Tatsächlich kann Kälte die meisten Schwierigkeiten verursachen.

Drosera

- Ein MIttel für einen krampfartigen Husten
- Ein trockener Husten mit Kitzeln
- < Hinlegen und nach Mitternacht

Ein Mittel für einen Husten, der krampfartig ist, das heißt mit Krämpfen und Zusammenschnürung; schmerzhaft und oft erschöpfend. Ein trockener Husten mit Kitzeln.

< **Hinlegen und nach Mitternacht,** Trinken und Essen.

Schmerzen in der Brust > Druck.

Ein kitzelnder Husten, der alle paar Stunden mit zunehmender Stärke auftritt. Er kann zu Erbrechen oder Blutungen führen. Kitzeln oder Kribbeln im Kehlkopf verursacht Husten und weckt die Patientin auf.

Während des krampfartigen Hustens das Gefühl, als würden Hals, Kehlkopf oder Brust eingeschnürt, bekommt kaum Luft; bei den Krämpfen in Brust und Kehlkopf und den ständigen starken Hustenanfällen das Gefühl zu ersticken < Hinlegen. Zusammenschnürung verhindert Schlucken. Umklammerung, Einengung, Brennen am Kehlkopf.

Tief klingender, heiserer Husten; zäher oder trockener Schleim.

Hustenkrämpfe alle 2 bis 3 Stunden, < Hinlegen nachts bis 3 Uhr.

Stechende Schmerzen in der Brust, < Husten und > Druck; Patient hält sich die Brust fest, wie *Bryonia*. Schmerzen im Oberbauch >, wenn er beim Husten festgehalten wird.

Schüttelfrost und Fieber < nach Mitternacht; reichlicher kalter Schweiß; heißer Kopf und kalte Extremitäten; kein Durst.

Unter Umständen Schüttelfrost in Ruhe > Bewegung.

Fühlt sich im allgemeinen an der frischen Luft besser.

Dulcamara

- Starke Affinität zu Schleimhautkatarrhen
- Jeder Wetterwechsel, besonders von warm zu kalt
- Durch Schwitzen, das gestoppt wird
- Durch Verkühlung
- < Kaltes, nasses Wetter

Dieses Mittel besitzt eine starke Affinität zu **Schleimhautkatarrhen.**
Ursache ist oft ein **Wetterwechsel, besonders ein Wechsel von warm zu
kalt; ein Schwitzen,** das zum Stillstand gekommen ist, besonders wenn dem
Patienten heiß war; **eine Verkühlung durch kaltes, nasses Wetter.**
< **Kaltes, feuchtes Wetter,** im Herbst, abends und nachts, in Ruhe. > Trok-
kenes, gleichmäßiges Wetter, Bewegung, aus dem Sitzen aufstehen, Wärme.
Bei einem Durchfall, zu dem es kommt, wenn die Tage heiß und die Nächte
kalt sind und wenn die Stühle sich ständig ändern (wie *Pulsatilla*). Durchfall
bei Säuglingen kann so sein. Gelbe oder gelblichgrüne, schleimige und unver-
daute Stühle. Häufig viel schleimige Substanz. **Durchfälle** nach **Verkühlung.**
Rücken- und Nackenschmerzen und Steifheit durch Kälte und Feuchtigkeit.
Fieber durch Aufenthalt in kalter Luft, wenn dem Patienten heiß war; mit
Zittern, schmerzenden Knochen und Muskeln; ein geistesabwesender Zu-
stand, kann sich nicht an Dinge erinnern.
Schmerzhafter Augenkatarrh durch Verkühlung.
Tendenz zur Eiterbildung auf den Schleimhäuten und zur Verbreitung der
Geschwüre.
Halsschmerzen jedesmal, wenn der Patient kalte Luft einatmet, wenn er
überhitzt ist, besonders bei kalter, feuchter Luft.
Unter Umständen Harndrang, wenn er friert.
Möglicherweise trockener Winter-Reizhusten; Husten trocken, rauh und
heiser oder locker mit viel Schleim, < Liegen, im warmen Zimmer, > an der
frischen Luft.
Unter Umständen Herpes auf den Lippen oder an den Genitalien.

Eupatorium perfoliatum

– Schmerzen in den Knochen, als würden sie brechen
– Wintererkältungen mit viel Niesen, Schnupfen und Schmerzen, als ob der Kopf bersten würde
– Schüttelfrost um 7 bis 9 Uhr, vorher starke Schmerzen in den Knochen
– < Bewegung

Schmerzen in den Knochen, als ob sie brechen würden, sind das Hauptcharakteristikum dieses Mittels, das alle Beschwerden begleitet. Ansonsten ist es *Bryonia* sehr ähnlich.

Wintererkältungen mit viel Niesen, Schnupfen und Schmerzen, als ob der Kopf bersten würde, die bei Bewegung **schlimmer werden,** bei einem Menschen, der leicht friert, warm eingepackt sein möchte und **starke Schmerzen in den Knochen hat.** Unter Umständen Fieber, Durst und im allgemeinen < Bewegung. Die Beschwerden können nach ein paar Tagen zum Brustkorb gehen oder sich in der Leber festsetzen und Gallenfieber und sogar Gelbsucht verursachen.

Ein Anfall kann mit dem Gefühl beginnen, als würde der Rücken brechen, mit starkem Frösteln überall, Kopfschmerzen mit Blutüberfülle und einem geröteten Gesicht. Hohes Fieber; Erbrechen von Galle. Unter Umständen Magenschmerzen nach dem Essen. Der Patient möchte reglos liegen, aber die Schmerzen können so stark sein, daß er sich bewegen muß, wodurch er manchmal unruhig erscheint.

Unter Umständen ein trockener, quälender, hackender Reizhusten, sehr schmerzhaft, < Bewegung; das Mittel gleicht *Bryonia* und *Phosphorus*. Heiserkeit morgens mit empfindlichem, schmerzhaftem Brustkorb.

Der Patient reagiert sehr empfindlich auf kalte Luft, genauso wie *Nux vomica*, das ebenfalls die schmerzenden Knochen hat und zugedeckt und in einem heißen Raum sein möchte. Bei *Nux vomica* liegt jedoch eine starke Reizbarkeit des Temperaments vor, während *Eupatorium perfoliatum* zu überwältigender Traurigkeit neigt.

Schüttelfrost um 7 bis 9 Uhr. Vorher starke Schmerzen in den Knochen.
Oft Durst, aber beim Schüttelfrost verschlimmert kaltes Wasser diesen oft.
Oft Erbrechen nach dem Schüttelfrost. Patient hat während des Hitzesta-
diums das Gefühl zu brennen und fühlt sich heißer, als die Temperatur
tatsächlich ist. Im allgemeinen wenig Schweiß. Möglicherweise starke
Kopfschmerzen während des Schüttelfrosts, < Schwitzen. Auch Fieber
jeden dritten Tag.

Euphrasia

- Ausgeprägte Affinität zu den Augen
- Bei Fieber dominieren die Kältephasen
- Ein Mittel bei Katarrhen; katarrhalische Kopfschmerzen
- Reichliche, wäßrige, wundmachende Absonderung aus den Augen mit mildem, flüssigem Sekret aus der Nase
- < Tagsüber
- > Hinlegen
- Kein Husten nachts.

Es besteht eine ausgeprägte Affinität zu den Augen beim *Euphrasia*-Patienten.

Es handelt sich um einen kälteempfindlichen Menschen, dem es nicht warm wird. Bei einem Fieber **dominieren die Kälteschauder,** Fieber meist tagsüber, gerötetes Gesicht mit kalten Händen. Oft beschränkt das Schwitzen sich auf den oberen Teil des Körpers.

Ein Mittel bei Katarrhen; katarrhalische Kopfschmerzen; hat oft Kopfschmerzen mit Augenbeschwerden oder Schnupfen; berstende, drückende Kopfschmerzen mit Gefühl des Geblendetseins von hellem Licht; Kopfschmerzen abends.

Katarrh mit oder ohne Fieber.

Tendenz zur Ansammlung von klebrigem Schleim auf der Hornhaut, der durch Blinzeln entfernt wird.

Reichliche, wäßrige, wundmachende Absonderung aus den Augen mit mildem, flüssigem Sekret aus der Nase ist ein sehr markantes Symptom für dieses Mittel.

Trockener, brennender, beißender Druck in den Augen, wie von Staub, mit Jucken. Schwellende Schleimhäute, rote und erweiterte Adern; Entzündung aller Augengewebe. Zusammengezogene Pupillen. Auch Absonderung von Eiter. Viele Tränen in kalter Luft und bei windigem Wetter. Lider können sehr empfindlich und geschwollen sein; Lidränder jucken und brennen. Lidrandentzündung. Feiner Ausschlag um die Augen herum. Schmerzen in den Augen < an frischer Luft, Licht. Viele Tränen.

Niesen und flüssiger, milder Schnupfen; Nasenschleimhäute können geschwollen sein, und nach ein oder zwei Tagen dehnt der Schnupfen sich mit einem harten Husten auf den Kehlkopf aus.

Schnupfen < Hinlegen nachts, an der frischen Luft, bei windigem Wetter. Husten < **tagsüber,** > **hinlegen.** Setzt manchmal an der frischen Luft ein. Unter Umständen Heiserkeit morgens; Reizung des Kehlkopfs, zwingt zu husten, gefolgt von Druck in der Nähe des Brustbeins. Reichliche Absonderungen im Kehlkopf, die einen lockeren Husten mit Rasseln in der Brust auslösen; reichlicher Auswurf bei oder nach dem Schnupfen. Schwieriges Atmen unter Umständen > hinlegen nachts, < morgens, wenn es zu einem reichlichen und im allgemeinen leichten Auswurf kommt. **Kein Husten nachts wie bei** *Bryonia.* Im allgemeinen lockerer, manchmal aber auch trockener Husten.

Ferrum phosphoricum

- Beschwerden setzen oft durch Überanstrengung ein
- Die frühen Phasen vieler Krankheiten
- Große Schwäche und Verlangen, sich hinzulegen
- Blutungen
- Nasenbluten
- < Frische Luft
- > Leichte Bewegung

Setzt nicht so schnell oder heftig ein wie *Belladonna* oder *Aconitum*, aber auch nicht so träge und langsam wie *Gelsemium*. Die Beschwerden werden oft durch Überanstrengung verursacht.

Große Schwäche und Verlangen, sich hinzulegen, sind ein wichtiges Charakteristikum, genauso wie **Blutungen.** Unter Umständen Schwächeanfälle, aber der Patient ist wacher als bei *Belladonna*. Lokale Blutüberfülle und Fülle in den Adern, Pulsieren und Blutwallungen. Hitzewellen im Gesicht, gerötetes Gesicht – eine irreführende Blutfülle, die oft auf klar umrissene kreisförmige Flecke auf den Wangen beschränkt ist. Wegen dieser geröteten Wangen sehen die Patienten nicht krank aus.

Unter Umständen Nervosität nachts, zitternde Glieder, aber nicht so unruhig wie *Aconitum*. Manchmal ist der Patient geschwätzig und fröhlich, wenn er krank ist. Oft ist der Verstand verwirrt, wenn er denken will, es fällt ihm schwer, sich zu konzentrieren, und er kann vergeßlich, apathisch und gleichgültig werden, wenn er müde ist, > Gesicht kalt waschen.

Die Patienten sind empfindlich gegen frische Luft, sie verschlimmert ihren Zustand; sie verkühlen sich immer.

Schmerzhaftigkeit im ganzen Körper < Erschütterung und Gehen. Viele Beschwerden < im Bett liegen und Ruhe, > langsames Umhergehen, aber die große Mattigkeit zwingt sie, sich hinzulegen. Bei Fieber nachts unruhig, werfen sich im Bett herum.

Unter Umständen Taubheit der betroffenen Körperteile, stechende, reißende

Schmerzen, Überempfindlichkeit gegen Schmerz. Ohrinfektionen mit eitrigem Ausfluß, Jucken und Geräusche in den Ohren; Katarrh der Eustachischen Röhre.

Schnupfen kann beißend und eitrig sein – oder eine blutige Absonderung. Unter Umständen **Nasenbluten** bei Schnupfen, mit Angst oder Kopfschmerzen mit Blutüberfülle, Kopf ist heiß.

Trockene Lippen mit gerötetem Gesicht. Trockener Husten, < Kälte, Essen und tiefes Atmen, mit schleimigem Schnupfen oder Trockenheit. Schmerzen in der Brust oder stechende Schmerzen beim Husten oder tiefen Atmen. Schleim aller Art.

Rückenschmerzen, steifer Hals.

Schüttelfrost nachmittags und nachts, ein schüttelndes Frösteln. Fieber mit trockener Hitze und Durst, Hitzewallungen und Schwitzen.

Kalte Extremitäten oder Hitze überall.

Der Patient kann nach Saurem verlangen, durch das es ihm aber schlechter geht.

< Frische Luft; körperliche Anstrengung, nach dem Essen; kalte Getränke; saure Speisen, Stehen.

> Leichte Bewegung wie *Pulsatilla*.

Gelsemium

- Beschwerden nach Angst, Schock, Verlegenheit oder Entsetzen
- Schleichendes Einsetzen
- Allmähliche Beschwerden und Kopfschmerzen mit lokaler Blutüberfülle
- Blutüberfülle im Kopf ist am stärksten ausgeprägt
- Gefühl großer Schwere und Müdigkeit
- Benommenheit, redet, als würde er phantasieren, zusammenhanglos, dumpf, vergeßlich
- Gesicht dunkelrot
- Fleckige Haut
- Kalte Extremitäten mit heißem Kopf und Rücken
- Kälteschauder laufen den Rücken auf und ab
- Wenig Durst
- Gestörte Empfindungen

Die *Gelsemium*-Beschwerden können Angst, Schock, Verlegenheit oder Entsetzen folgen.

Sie **setzen schleichend ein,** mehrere Tage nach dem Schock etc. Erkältungen und Fieber sind leicht, **nicht stark. Allmähliche Beschwerden und Kopfschmerzen mit lokaler Blutüberfülle. Blutüberfülle im Kopf ist am stärksten ausgeprägt.** Paßt für wärmeres Klima und mildere Winter.

Das Gefühl großer Schwere und Müdigkeit zieht sich durch das ganze Mittel; **so müde und schwer,** daß der Patient sich hinlegen und reglos verhalten muß. Zittern, wenn er versucht, sich zu bewegen. Kinder haben bei Fieber Angst zu fallen und halten sich fest. Die Patienten sind in einem Zustand nervöser Erregung, wenn sie wach sind, obwohl sie an nichts Bestimmtes denken, weil ihr Verstand nicht geordnet arbeitet. Sie können **geistesabwesend sein und reden, als wären sie im Delirium, zusammenhanglos, dumpf und vergeßlich;** < geistige Anstrengung; möchten nicht reden oder Gesellschaft haben; zu müde, um sich mitzuteilen, und möchten sich nicht anstrengen.

Kopfschmerzen mit Blutüberfülle mit sehr starken Schmerzen im Hinterkopf, manchmal hämmernder, pulsierender Schmerz. Manchmal so stark,
daß Patient nicht aufstehen kann, sondern völlig erschöpft daniederliegt. Oft
> reglos und von Kissen abgestützt liegen. > Druck und Alkohol, er regt sie
an; < geistige Anstrengung, Rauchen, mit niedriggelagertem Kopf liegen,
Sonnenhitze. **Dunkelrotes Gesicht,** benommener Verstand, glasige Augen,
oft erweiterte Pupillen, kalte Extremitäten, **fleckige Haut,** spärlicher Urin,
Krämpfe in Fingern und Zehen und im Rücken.
Schwindel mit verschwommenem oder doppeltem Sehen.
Kalte Extremitäten mit heißem Kopf und Rücken; Gesicht während der
Blutüberfülle bläulichrot, hohes Fieber. **Große Kälte, Kälteschauder laufen den Rücken auf und ab;** Schmerzen können den Rücken hinaufwan-
dern. Zähneklappern und Schütteln auch ohne Kältegefühl. Hohes Fieber
nachmittags kann sich zu einem anhaltenden Fieber mit **wenig Durst** und
ausgeprägten Kopfbeschwerden entwickeln, einem benommenen Verstand
etc. Der Patient verhält sich so reglos wie bei *Bryonia*, aber weil er sich so
müde und erschöpft fühlt, nicht wegen der Schmerzen, und stärkere Blutfülle im Kopf als bei *Bryonia*. Reichliches, erschöpfendes Schwitzen, zu
schwach, um sich zu bewegen.
Schnupfen mit Niesen und einer wäßrigen Absonderung, kalte Extremitäten.
Schnupfen geht zum Hals mit Rötung und Schwellung, vergrößerten Mandeln, heißem Kopf, Gesicht mit Blutüberfülle, **schweren Gliedern,** allmäh-
liches Einsetzen.
Möglicherweise reißende Schmerzen in den Nerven, Ischias, Taubheit,
gestörte Empfindungen.
Sehstörungen vor den Anfällen; doppelt, verschwommen, unwillkürliches
Zittern des Augapfels.
Herzklopfen bei Fieber. Ein Gefühl der Schwäche oder Elendigkeit in der
Herzregion, das sich auf den Magen ausdehnt und ein Hungergefühl hervor-
ruft. Der Puls ist schwach, weich und unregelmäßig (anders als *Aconitum,
Belladonna* etc.).
Lähmung der Schließmuskel – unwillkürlicher Abgang von Stuhl und
Urin. Schwächegefühl in den Extremitäten oder einfach ungeschickt und
schwerfällig. **Herabsinken des Oberlids.**

Durchfall durch plötzliche Aufregung oder Gemütsbewegung, schlechte Nachrichten, Entsetzen, Erwartung von etwas Unangenehmem.

Insgesamt – Glieder sehr schwer und schwach, Kopf mit Blutüberfülle, Gesicht hitzigrot, fleckig, dunkelrot oder bläulichrot, kalte Extremitäten, benommen und wie im Delirium, völlig apathisch, mit Störungen der Empfindungen und gelähmten Schließmuskeln, langsames Einsetzen.

Hepar sulfuris

- Kälteempfindlich, reizbar und übersensibel
- Durch Aufenthalt in trockenem, kaltem Wind
- Frösteln, wenn eine Hand oder ein Fuß nur im geringsten aufgedeckt werden
- Überempfindlich gegen Eindrücke, Berührung, Umgebungen, Kälte und Schmerz
- Streitsüchtig, nichts gefällt, alles stört
- Katarrhe
- Schwitzen die ganze Nacht ohne Erleichterung
- < Kälte
- > Wärme und feuchtes Wetter

Der *Hepar-sulfuris*-Patient ist vor allem **kälteempfindlich, reizbar und übersensibel.**
Durch Aufenthalt in trockenem, kaltem Wind oder nach dem vorzeitigen Verschwinden eines Ausschlags.
Alle Beschwerden < **Kälte**. Der Patient möchte das Zimmer warm haben und gut zugedeckt sein. **Das geringste Aufdecken einer Hand oder eines Fußes verursacht Frösteln** oder Husten.
Überempfindlich gegen Eindrücke, Berührung, Umgebungen, Kälte und Schmerz. Leidet auch ohne anscheinend ausreichende Ursache sehr. Die Schmerzen sind stark, durchdringend und stechend; sehr empfindliche Entzündungen und Geschwüre. Gefühl eines Splitters im Hals < Schlucken. Kann von den Schmerzen sogar ohnmächtig werden.
Zarte, übersensible Menschen, die **extrem reizbar** werden. Zornig, ausfallend und impulsiv. **Streitsüchtig, nichts gefällt, alles stört.** Möchte einen ständigen Wechsel von Menschen, Umgebungen oder Dingen.
Tendenz zur Eiterbildung mit dieser Reizbarkeit – Drüsen, Geschwüre, Furunkel, Verletzungen.
Katarrhe; Schnupfen mit viel Niesen und Verstopfung, sobald Patient in

kalten Wind gerät. Anfangs wäßrig, später dick, gelb und übelriechend, riecht oft wie verdorbener Käse. **Alle Absonderungen können nach verdorbenem Käse oder sauer riechen.**

Reichliche Hals- und Rachenkatarrhe; **Schmerz wie von Splittern;** extrem berührungsempfindlich; Schmerzen beim Schlucken.

Stimmverlust und trockenes, heiseres Bellen, besonders morgens und abends, < Kälte und trockene Winde, Aufdecken.

Ein wichtiges Mittel bei **Krupp** für empfindliche Kinder, die sich in kalter Luft oder **trockenen kalten Winden** aufgehalten haben und am nächsten Morgen Krupp haben (siehe auch *Aconitum* und besonders *Spongia*); < morgens und abends. *Hepar sulfuris* kann *Aconitum* folgen, wenn ein Anfall am nächsten Morgen wiederkommt. Je mehr Rasseln in der Brust, desto mehr ist das *Hepar-sulfuris*-Bild gegeben. Möglicherweise tagsüber lockerer Husten und trockener, anfallartiger Husten abends und nachts.

Möglicherweise auch Katarrh weiter unten in der Luftröhre, die vom vielen Husten tage- und wochenlang extrem schmerzhaft ist; ebenfalls < morgens und abends, ein rasselnder, keuchender, bellender Husten bei einem überempfindlichen Patienten, der leicht friert. Er kann husten und schwitzen; starkes Schwitzen die ganze Nacht, das nicht bessert.

Schwitzen die ganze Nacht ohne Besserung findet sich bei vielen Beschwerden. Schwitzt leicht. *Hepar* kann nach *Mercurius solubilis* angebracht sein.

Ohrinfektionen mit einer blutigen, eitrigen, käsig riechenden Absonderung und stechenden Schmerzen. Auch übelriechende, dicke Absonderung aus den Augen.

Abneigung gegen Fett und Verlangen nach Essig, Mixed Pickles und anderen sauren Speisen, Gewürzen, kräftig schmeckenden Nahrungsmitteln. Säuerlichkeit wie bei *Calcium carbonicum*.

> **Wärme und nasses Wetter,** Feuchtigkeit.

< Liegen auf der schmerzenden Seite, Berührung, Druck, Bewegung, Anstrengung, enganliegende Kleidung.

Ipecacuanha

- Schnelles Einsetzen (in ein paar Stunden)
- Übelkeit und Erbrechen kennzeichnen das Mittel
- Übelkeit nicht besser durch Erbrechen
- Erschöpfung kommt in Anfällen
- Bronchitis bei Kindern mit heiserem Rasseln, Husten, Würgen und Gefühl zu ersticken
- Sehr starkes Verlangen nach frischer Luft

Das Mittel ist bei einem schnellen Einsetzen angezeigt. Bis zum Ausbruch der Krankheit vergehen nur ein paar Stunden.

Übelkeit und Erbrechen kennzeichnen das Mittel, besonders wenn das **Erbrechen die Übelkeit nicht bessert.** Akute Beschwerden beginnen oft mit **Übelkeit und Erbrechen bei sauberer Zunge.** Magen und Eingeweide fühlen sich schlaff an, als würden sie herunterhängen.

Erschöpfung kommt in Anfällen, anders als bei *Arsenicum*, wo sie kontinuierlich ist.

Beschwerden können durch unterdrückte Gefühle oder Ärger einsetzen. Übelkeit durch Verzehr schwerer Speisen, wie bei *Pulsatilla*, und nach Ernährungsfehlern.

Starkes Frösteln, Gesicht hellrot oder bläulichrot.

Erkältungen setzen sich in der Nase fest, die mit viel Niesen und Auswurf von Schleim und oft Blut nachts verstopft sein kann; Nasenbluten bei jeder Erkältung. Erkältungen wandern abwärts und verursachen Heiserkeit, dann Roheit der Luftröhre, und weiter zur Brust mit Erstickungsgefühl und einer großen Ansammlung von Schleim, die abgehustet werden kann (anders als *Antimonium tartaricum*).

Trockener, kitzelnder, hackender Husten mit dem Gefühl zu ersticken. Patient würgt und wird rot im Gesicht. Blutiger Auswurf. Keuchhusten kann so sein oder Asthma.

Bronchitis bei Kindern mit **heiserem Rasseln, Husten, Würgen und dem**

Gefühl zu ersticken, Schwere und Angst in der Brust, nach schnellem Einsetzen; Kinder sehen sehr krank aus, abgespannt und blaß; die Beschwerden haben schnell eingesetzt. Schleim auf der Brust, der nicht hochkommt, Rasseln und Keuchen.

Asthmatische Atmung, < feuchtes Wetter, > Aufsetzen und frische Luft. Oft **starkes Verlangen nach frischer Luft.** Husten mit Neigung zu Erbrechen, ohne Übelkeit; im allgemeinen jedoch starke Übelkeit.

Gewöhnlich kein Durst, außer bei Fieber, das anhält und mit Übelkeit einhergeht.

Schmerzen, als würden die Knochen des Kopfes zerquetscht, Schmerzen gehen bis in die Zungenwurzel, mit Übelkeit. Unter Umständen Übelkeit vor den Kopfschmerzen.

Dysenterie und Durchfall mit sehr schmerzhaftem Stuhlgang; unter Umständen Abgang von wenig Blut oder grünem Schleim. **Ständige Übelkeit;** Patient erbricht Galle; erbricht alles, was er zu sich nimmt, mit starker Erschöpfung und großer Blässe. Reichlicher Durchfall, oft von grünem Schleim. Bei Säuglingen viel Weinen und Pressen bei Stuhlgang. Kolik mit Übelkeit und grünen Stühlen; gegorene, schaumige Stühle.

< Feuchtigkeit, Überessen.

> Frische Luft, Ruhe.

Kalium bichromicum

- Mittel bei Katarrhen
- Reichliche, fadenziehende, schleimige Absonderungen aus den Schleimhäuten überall
- Wandernde Schmerzen und sehr starke Schmerzen an kleinen Stellen
- Leidet immer an Nasenkatarrh
- > Wärme
- < Morgens

Mittel bei Katarrhen. Unter Umständen **reichliche, fadenziehende, schleimige Absonderungen aus den Schleimhäuten überall;** große, lange Schleimfäden; gallertartiger Schleim.

Die katarrhalischen Symptome können mit Gelenksymptomen und rheumatischen Schmerzen im Winter wechseln. Im Sommer wechselt Durchfall mit rheumatischen Beschwerden.

Wandernde Schmerzen (wie *Pulsatilla*) **und sehr starke Schmerzen an kleinen Stellen,** die von einer Daumenspitze bedeckt werden können, sind charakteristisch. Auch durchdringende, stechende Schmerzen. Schmerzen erscheinen und verschwinden oft schnell (wie *Belladonna*).

Ein Mensch, der überall leicht friert, besonders im Nacken. Schmerzen und Husten > **Wärme.**

Leidet immer an Nastenkatarrh; drückender Schmerz in der Nasenwurzel mit chronischem Katarrh; bei Aufenthalt in Kälte trocknet das Sekret ein, und Kopfschmerzen setzen ein (wie bei *Kalium carbonicum*), beginnend mit verschwommenem Sehen. Die Schmerzen können pulsierend, schießend, brennend sein, > Wärme und Druck. Schmerzen einseitig oder stellenweise. Oft Würgen und Erbrechen bei den Kopfschmerzen, manchmal Schwindel; < **morgens,** nachts, Bewegung, Bücken.

Sehr roter entzündeter Rachen mit geschwollenen Mandeln, geschwollenem Nacken und auch Eiterbildung; dabei erstreckt der Schmerz sich bis zu den Ohren. Unter Umständen trockenes, brennendes Gefühl; ein trockener

Mund, fadenziehender Schleim, Mundgeschwüre. Zäpfchen kann ödematös sein. Unter Umständen starke Schmerzen an der Zungenwurzel beim Herausstrecken oder das Gefühl eines Haars auf der Zunge. Gelber Belag an der Zungenbasis oder eine trockene, glatte, glänzende, rissige Zunge.

Reichlicher, dicker, fadenziehender Schleim am Kehlkopf; Heiserkeit, rauhe Stimme, trockener Husten. Husten < Atmen, feuchtes, kaltes Wetter, unter Umständen > Bettwärme, nachts. Stechende Schmerzen bei Husten. Starkes Keuchen, große Enge in der Mitte des Brustkorbs. Charakteristischer Schmerz vom Brustbein zum Rücken bei Katarrh und Husten. Ein kitzelnder, trockener, harter Husten; starke Schmerzen in der Brust beim Husten oder tiefen Atmen. Hartes Husten beim Aufwachen, > Hinlegen, Bettwärme, < kalte Luft, Ausziehen, tiefes Atmen. Fadenziehender, gelber oder grüner Schleim mit Rasseln in der Brust.

Gefühl, als hätte Verdauung aufgehört, Essen liegt wie ein Gewicht im Magen; Völlegefühl und Schmerzen setzen sofort nach dem Essen ein. Viel übelriechendes Aufstoßen. Abneigung gegen Fleisch, unter Umständen Verlangen nach Bier, das Erbrechen und Durchfall auslöst.

< 2 bis 3 Uhr, morgens, Bewegung.

Schleimhautgeschwüre können so tief sein, als wären sie ausgestanzt.

Kalium carbonicum

- Empfindlich gegen jeden Luftzug und jede Luftbewegung
- Stechende Schmerzen
- Schmerzen fliegen schnell von einer Stelle zur anderen
- < 3 bis 5 Uhr
- Trockener, hackender, bellender Husten in kalter Luft
- Schwellung zwischen Augenlid und Augenbrauen

Diesen Menschen geht es bei feuchtem und kaltem Wetter schlechter. Sie sind empfindlich gegen jede Veränderung in der Atmosphäre; sie können ihre Temperatur nicht richtig einstellen. **Empfindlich gegen jeden Luftzug und jede Luftbewegung.**

Empfindlich gegen Kälte, zittern immer. Bei Kälte können die Nerven schmerzen, und wenn der betreffende Körperteil warm gehalten wird, geht der Schmerz zu einer anderen Stelle, die unbedeckt ist.

Stechende Schmerzen, brennende, reißende Schmerzen. **Schmerzen, die umherfliegen,** von Ort zu Ort wandern.

< 3 bis 5 Uhr.

Katarrhalische Kopfschmerzen mit Blutüberfülle durch kalte Luft, die die Nase frei macht und Kopfschmerzen verursacht (wie *Kalium bichromicum*).

Im warmen Raum Absonderung und Ansammlung von Sekret in der Nase, was die Kopfschmerzen bessert; ein dickes, flüssiges, gelbes Sekret.

Erkältungen setzen sich gern im Brustkorb fest.

Trockener Husten tagsüber und nachts mit Erbrechen von Nahrung und etwas Schleim, < nach dem Essen und Trinken, < abends.

Chronische Bronchitis. Trockenheit, ein trockener, hackender, bellender Husten in kalter Luft, bei der diese Menschen sich am unbehaglichsten fühlen; im Warmem reichlicher Auswurf von Schleim, was allgemein bessert. Auswurf kann sehr schlecht riechen, zäh, klumpig, blutstreifig oder wie dicker, gelber oder gelbgrüner Eiter sein, oft mit einem beißenden, käseartigen Geschmack. Die Patienten haben meist einen trockenen, hakkenden Husten mit Auswurf morgens, der sich zu einem sehr starken, würgenden Husten mit Erbrechen steigert und dem Gefühl, als würde der Kopf bersten oder in Stücke fliegen. Bei Husten beginnt das Gesicht anzuschwellen, und die Augen treten nach vorne, und dann kommt es zu **Ödemen** zwischen Augenlidern und Augenbrauen, auch zur Bildung einer kleinen Wassertasche.

Asthmatisches Atmen < 3 bis 5 Uhr, > Vorwärtsbeugen oder Schaukeln, wie *Arsenicum album;* mit Rasseln in der Brust, rasselndem Husten und Stichen in der Brust beim Atmen wie *Bryonia* oder zwischen den Atemzügen. Auswurf kleiner, runder Klumpen.

Schmerzen vom unteren rechten Brustkorb zum Rücken (wie *Mercurius sombilis*), < auf der schmerzenden Seite liegen (umgekehrt wie *Bryonia*).

Starke Blähungen, alles, was gegessen wird, scheint sich in Gase zu verwandeln.

Lachesis

- < Beim Aufwachen
- Schläft in Verschlimmerung hinein
- < Frühling oder vom Kalten ins Warme gehen, warm werden
- > Einsetzen einer Absonderung
- Schmerzen kommen in Wellen
- Gesicht mit Blutüberfülle, fleckig, bläulichrot und geschwollen
- Linksseitige oder von links nach rechts gehende Beschwerden
- Nacken ist sehr empfindlich gegen Berührung

Die Beschwerden sind **schlimmer beim Aufwachen,** die Patienten **schlafen in die Verschlimmerung hinein.**

< Leichte Berührung oder Druck.

< **Frühjahr oder vom Kalten ins Warme gehen, warm werden,** Patienten können in der Hitze nicht atmen.

> **Einsetzen einer Absonderung,** das heißt Menstruation oder Nasenkatarrh.

Schmerzen kommen in Wellen, Blutüberfülle im Gesicht, **es ist fleckig, bläulichrot und geschwollen.** Augenlider und Gesicht aufgedunsen. Entzündete Körperteile nehmen eine bläulichrote Färbung an.

Die Patienten können Beengtheit an Hals oder Bauch nicht ertragen.

Die Beschwerden sind im allgemeinen **auf der linken Seite, oder sie gehen von links nach rechts.**

Kopfschmerzen beim Aufwachen, Patient schläft in sie hinein. Gesicht bei Kopfschmerzen sehr blaß. Schmerzwellen < nach Bewegung. Berstende, pulsierende Kopfschmerzen, **Druck und Brennen auf dem Scheitel,** Sinne sind überreizt; < Geräusche, kann die Berührung der Kleider nicht ertragen, besonders am Hals. Verschwommenes Sehen und Flimmern bei Kopfschmerzen und ein sehr blasses Gesicht, unter Umständen Schwindel. > Oft durch das Einsetzen einer Absonderung, zum Beispiel Menstruation oder Nasensekret.

Kurzatmigkeit; Patient erwacht mit dem Gefühl, zu ersticken, erdrosselt zu werden, das im ersten Schlaf beginnen kann, ein Gefühl der Strangulation, wenn er liegt und besonders wenn irgend etwas um den Hals herum ist; **der Hals ist sehr empfindlich gegen Berührung.** Erwacht mit diesem Erstikkungsgefühl und muß sich aufsetzen und vorwärts beugen oder zum offenen Fenster stürzen; hat das Gefühl, tief einatmen zu müssen.

Der Husten ist trocken und erstickend wie *Spongia*, außerdem kitzelnd. Wenig Absonderung und große Empfindlichkeit, < Druck am Kehlkopf; Kehlkopf schmerzt bei Berührung. Husten < **nach dem Schlafen,** wie *Spongia;* Husten früh im Schlaf um ca. 23 Uhr.

Halsprobleme < leeres Schlucken oder Schlucken von Flüssigkeiten, Festes geht im allgemeinen leichter hinunter. Halsschmerzen gehen zu den Ohren und werden schlimmer durch heiße Getränke (anders als *Lycopodium*). Schmerzhaftes Abräuspern von Schleim. Beginnt links und geht nach rechts. Bläulichrote Färbung der Entzündung. Kehle und Nacken empfindlich gegen die geringste Berührung.

Lycopodium

- Beschwerden rechtsseitig von rechts nach links oder von oben nach unten gehend
- Kälteempfindlich, Schmerzen > Wärme, außer Kopfbeschwerden > Kälte und < warmen Raum
- Halsschmerzen > warme Getränke
- Reichlich Blähungen und Aufstoßen
- Oft 16 bis 20 Uhr
- Voll und aufgetrieben, sobald ein paar Bissen gegessen wurden

Die Beschwerden sind **rechtsseitig,** gehen von **rechts nach links oder von oben nach unten.**

Ein kälteempfindlicher Patient, dessen Schmerzen **durch Wärme gebessert werden, außer den Kopfschmerzen, für die > Kälte und im < warmen Raum gilt.**

Oft < 16 bis 20 Uhr.

Unter Umständen ausgeprägte nervöse Erregung und Erschöpfung.

Kopfschmerzen > kühle Luft und Bewegung, bis dem Patienten warm wird, was die Schmerzen dann verschlimmert; < Hinlegen, warme Decken und Geräusche. Pochende, drückende, berstende Kopfschmerzen. Oft > Essen; setzen ein, wenn eine Mahlzeit versäumt wurde; Kopfschmerzen mit Hunger.

Kopfschmerzen durch unterdrücktes Nasensekret, wenn eine chronische, dicke, gelbe Absonderung durch einen starken, wäßrigen Schnupfen mit Niesen ersetzt wird, dann kommen Kopfschmerzen, die abklingen, wenn die dicke, gelbe Absonderung wiederkommt.

Dicke, gelbe, übelriechende Absonderung aus den Ohren mit Verlust des Hörens und trockenem Husten. Ohrinfektion mit Ekzemen rund um die Ohren. Erkältungen können sich in der Nase festsetzen und gehen gewöhnlich mit viel Pfeifen, Keuchen und Kurzatmigkeit zum Brustkorb, < Anstrengung. Ein trockener Reizhusten. Pochen, Brennen und Kitzeln in der Brust.

Halsschmerzen > warme Getränke, besonders, wenn sie von der rechten zur linken Seite gehen.

Kalte Extremitäten und heißer Kopf; Patienten möchten den Kopf wegen der Blutüberfülle nicht bedeckt haben.

Reichlich Blähungen und Aufstoßen sind ein weiteres markantes Symptom für dieses Mittel. Alles, was gegessen wird, scheint sich in Gase zu verwandeln, und die Patienten können sich **voll und aufgetrieben fühlen, nachdem sie nur ein paar Bissen gegessen haben;** momentan > Aufstoßen. Nagende Schmerzen und Brennen mit Magenschleimhautentzündung und Geschwüren. Schmerzen < kalte Getränke und > warme Getränke. Geräuschvolles Kollern. Durchfall aller Art. Unter Umständen starkes Verlangen nach Süßem.

Urin kann roten Sand oder Grieß enthalten. Möglicherweise setzen Kopfschmerzen ein, wenn im Urin kein Grieß mehr ist. Patienten können beim Aufwachen reizbar sein.

Mercurius solubilis

- Empfindlich gegen Hitze und Kälte
- Atem, Schweiß, Absonderungen, Stuhl etc. riechen schlecht
- Drüsen sind in Mitleidenschaft gezogen; entzündet und geschwollen
- Schleimhautgeschwüre
- Tendenz zur Eiterbildung
- Schleimhautkatarrhe
- Vermehrter Speichelfluß; oft mit metallischem Geschmack
- Zunge kann geschwollen, schlaff, schwammig sein, nimmt den Abdruck der Zähne an
- Schmerzhafter Stuhldrang mit Durchfall

Empfindlich gegen Hitze und Kälte oder frische Luft, daher große Schwierigkeiten, sich wohl zu fühlen.

Atem, Schweiß, Absonderungen, Stuhl etc. riechen schlecht.

< **Nachts;** Schmerzen in Gelenken oder Entzündungen, die sich verhärten.

< Bettwärme.

Drüsen sind in Mitleidenschaft gezogen; entzündet und geschwollen.

Geschwüre an den Schleimhäuten.

Tendenz zur Eiterbildung; setzt schnell ein, mit Brennen und Stechen (wie *Apis*).

Schleimhautkatarrhe; Absonderungen zunächst dünn und ätzend, später dick und mild.

Rheumatische Beschwerden.

Beschwerden mit **Schwitzen; Schweiß riecht schlecht, kann reichlich sein, aber lindert nicht** und kann sogar zu einer Verschlimmerung führen (anders als *Arsenicum* und *Natrium muriaticum*).

Vermehrter Speichelfluß; oft mit metallischem, süßlichem oder salzigem **Geschmack** und einem Gefühl der Trockenheit mit starkem Durst manchmal.

Zittern.

Delirium bei einer akuten Krankheit. Viele Beschwerden < Liegen auf der rechten Seite.

Wiederholte Schwellungen und Abszeßbildung ohne Hitze, die Patienten schwitzen überall und werden langsam schwächer, das Geschwür eitert weiter ohne Tendenz zu heilen.

Bei Kindern nach Scharlach oder einer unterdrückten Absonderung aus den Ohren mit Schwitzen des Kopfes, erweiterten Pupillen, Kopfrollen < nachts – bei solchen sich hinziehenden fiebrigen Zuständen kann *Mercurius solubilis* erforderlich sein.

Bei Fieber ist ihnen kalt, bevor der Schüttelfrost kommt, ein kriechendes Frösteln, das zur Nacht hin zunehmen kann; sehr empfindlich gegen Zugluft; kalte Hände und Füße; reichlicher und übelriechender Schweiß, der oft <. Fieber ist nicht so hoch wie bei *Belladonna*. Frösteln kann wie bei *Arsenicum* mit Hitzewellen wechseln.

Bei chronischem Katarrh mit dicker Absonderung, die durch Kälte unterdrückt wird; dann setzen starke Kopfschmerzen ein, die Stirn, Gesicht, Ohren betreffen. Viel Hitze im Kopf bei den Kopfschmerzen; berstende, einschnürende Schmerzen.

Augenkatarrh < in der Nähe der Heizquelle sitzen; jede Erkältung setzt sich bei rheumatischen Patienten in den Augen fest. Erkältungen können auch zum Brustkorb gehen und sich hinziehen.

Ohren und Nase produzieren eine abstoßende, stinkende grüne Absonderung; Ohrinfektion mit Bruch und Eiterbildung.

Die Zunge kann **geschwollen, schlaff, schwammig sein und den Abdruck der Zähne zeigen,** belegt, faulig mit reichlichem Speichelfluß, nichts schmeckt richtig. Zahnfleisch kann geschwollen sein, schwammig und blutig.

Wunder Hals kann geschwollen, schwammig aussehen, mit flach sich ausbreitenden Geschwüren; Gefühl großer Trockenheit. Schwierigkeiten beim Schlucken durch Schmerz und Lähmungsschwäche. Mandelentzündung.

Saurer Magen mit Gasen, Aufstoßen, Rückfluß von Magensaft in die Speiseröhre, Übelkeit, Speisen liegen wie ein Gewicht im Magen, der charakteristische Geschmack und vermehrter Speichelfluß. Milch wird nicht vertragen und kommt sauer hoch.

Schmerzhafter Stuhldrang mit Durchfall.

Zieht den rechten unteren Brustkorb in Mitleidenschaft mit Stichen im Rücken (wie *Kalium carbonicum*).

Fast alles verschlimmert, und eigentlich nichts bessert.

Natrium muriaticum

– Beschwerden folgen Verlust, Trauer, Zurückweisung, unerwiderter Liebe
  oder Maßregelung
– Oft < 10 bis 11 Uhr
– Absonderung aus Schleimhäuten ist wäßrig oder dick wie Eiweiß
– Schreckliche, berstende Kopfschmerzen
– Im allgemeinen Durst auf kalte Getränke
– Schleimhäute sind trocken

Die Beschwerden folgen Verlust, Trauer, Zurückweisung, unerwiderter
Liebe oder Maßregelung. Die Patienten behalten ihre Gefühle, ihre
Trauer, ihre Wut und ihre Frustration für sich und weinen selten in
Gegenwart anderer. Sie können auf einen Wetterwechsel empfindlich
reagieren.

Unter Umständen Schwäche, nervöse Erschöpfung, nervöse Reizbarkeit und
Verlangen nach Einsamkeit, wenn sie krank sind; Trost verschlimmert.
Geraten durch Aufregung stark durcheinander und können extrem emotional
sein. Das ganze Nervensystem ist in einem Zustand der Besorgnis und
Reizbarkeit; < plötzliche Geräusche, Patienten können sich nachher
schwach und krank fühlen, < Musik. Überempfindlich und leicht verletzt.
< 10 bis 11 Uhr. < Hinlegen

Schmerzen sind stechend, wie elektrische Schocks, schießend mit Zucken
und Zittern.

Sie erkälten sich leicht beim Schwitzen oder durch Zugluft, aber sie fühlen
sich im allgemeinen an der frischen Luft besser, obwohl Erhitzung verschlimmert. Normalerweise ziemlich warmblütige Menschen.

Absonderungen aus Schleimhäuten sind wäßrig oder dick wie Eiweiß;
auch aus Ohren und Augen.

Schreckliche Kopfschmerzen; **berstend,** zusammendrückend wie in einem
Schraubstock, als würde der Kopf zerquetscht; hämmernde und pochende
Schmerzen; Schmerzen morgens beim Aufwachen. Große Nervosität. Die

Patienten schlafen spät ein und wachen mit Kopfschmerzen auf. **Kopfschmerzen um 10 oder 11 Uhr.** Periodische Kopfschmerzen.

Berstende Kopfschmerzen bei Schüttelfrost und Fieber mit reichlich Durst und Besserung beim Schwitzen; andere Kopfschmerzen nicht > Wärme.

Kopfschmerzen durch die Unfähigkeit, die Augen schnell genug zu konzentrieren, durch Überanstrengung der Augen. Kopfschmerzen mit schmerzenden Augen.

Schüttelfrost um 10 oder 11 Uhr; beginnt in den Extremitäten, mit pochendem Kopf und gerötetem Gesicht. **Ständig Durst auf kalte Getränke.** In den Kältephasen fühlen sie sich durch Hitze oder Zudecken nicht besser, und **trotz klappernder Zähne** und schmerzender Knochen verlangen sie immer noch nach kalten Getränken; wälzen sich im Bett herum. Bei Fieber unter Umständen starke Hitze, und die Patienten fallen in völlige Apathie mit Blutüberfülle oder Schlaf. Sie können delirieren mit ständigem Reden und Manie. Schwitzen bessert manchmal alles außer den Kopfschmerzen.

Schleimhäute sind trocken; Lippen trocken und rissig, Riß in der Mitte der Lippen, Herpes auf den Lippen, Hals trocken, gerötet, mit dem Gefühl eines Splitters. Chronische Trockenheit ohne Geschwürbildung. Reichliche katarrhalische Absonderung, dann wieder Trockenheit; unter Umständen Gefühl der Trockenheit, ohne wirkliche Trockenheit wie bei *Mercurius solubilis*. Manchmal bitterer Geschmack.

Langsame Verdauung, Gefühl eines Kloßes im Magen nach Essen, das nicht bekommt. Eingeweide durch Gase aufgetrieben. Stuhl hart und schwierig. Stechende, reißende Schmerzen in der Leber mit Völlegefühl.

Husten durch Kitzeln in der Magengrube, mit berstenden Schmerzen in der Stirn. Stiche überall in der Brust.

Nux vomica

- Beschwerden durch maßloses Essen, Trinken, gewürzte Speisen, Stimulanzien aller Art oder durch geistige Überarbeitung
- Probleme nach dem Aufenthalt in kaltem, trockenem Wind
- Verdauungsstörungen
- Ausgeprägte Überempfindlichkeit
- Heftige Kältephasen bei Fieber
- Bei Erbrechen viel Würgen und große Anstrengung
- Viel Pressen, aber nur spärlicher Stuhl
- < Essen
- < Kälte

Ursachen der Beschwerden sind Maßlosigkeit in puncto Essen und Trinken, gewürzte Speisen, Stimulanzien aller Art oder geistige Überarbeitung. Die Probleme folgen dem Aufenthalt in kaltem, trockenem Wind. Die Beschwerden gehen oft mit Verstimmungen im **Magen-Darm-Trakt** einher (wie bei *Pulsatilla*).

Ausgeprägte Überempfindlichkeit; reizbar und leicht gekränkt, nie zufrieden. Die Patienten können zu Debatten neigen und über eine eingebildete Beleidigung streiten. Sie fühlen sich gehetzt und angetrieben, sind kritisch und tadeln schnell. Sie ziehen es vor, allein gelassen zu werden, und hassen es, von anderen, die weniger fähig sind als sie selbst, abhängig zu sein. Sie können Widerspruch nicht vertragen und haben tatsächlich oft recht. Sie sind impulsiv, eine unkontrollierte Reizbarkeit; diese Schwäche geht mit körperlicher Schwäche einher. Aufgrund ihres überaktiven Verstands und ihrer Empfindlichkeit gegen die leisesten Geräusche, die sie stören, können sie nicht schlafen. Sie haben das Gefühl zu zerspringen. Schwäche, Zuckungen, Zittern. Diese Gemütsverfassung kann bereits für sich allein das Mittel anzeigen, genauso wie bei *Chamomilla* oft die emotionale Verfassung entscheidend ist; aber auch wenn diese nicht klar ist, würden die körperlichen Symptome seinen Gebrauch anzeigen.

Ein Mensch, der leicht friert, empfindlich gegen Zugluft. Schwitzt leicht. Fängt immer Erkältungen ein, die sich in Nase, Hals oder Ohren festsetzen und zum Brustkorb gehen. Ein warmer Raum verschlimmert den Schnupfen, bevor das Fieber einsetzt; nach dem Fieber brauchen die Patienten Wärme. **Starker Schüttelfrost bei Fieber,** den Patienten wird nicht warm, und sie können es nicht ertragen, sich aufzudecken, was Kälteschauder auslöst. Die Hitzephase ist kurz und trocken und wird von starker Hitze und heißem Schweiß gefolgt, < morgens. Ein sehr rotes Gesicht bei Fieber.

Neuralgische Kopfschmerzen; stechen, reißen und brennen; vor allem ziehende Schmerzen; ein Spannungsgefühl in den Muskeln.

Kopfschmerzen < geistige Anstrengung, Wut, frische Luft, beim Aufwachen, nach dem Essen, Kaffee, Spirituosen, Sonne, Licht, Geräusche, Bücken, Bewegung, stürmisches Wetter. Kopfschmerzen mit Verstopfung und saurem Magen.

Unter Umständen schwache Verdauung und Unverträglichkeit vieler Speisen, trotzdem Verlangen nach scharfen, bitteren, gewürzten Nahrungsmitteln, Sprudel oder Milch. Fleisch kann Übelkeit verursachen.

Vor dem Erbrechen **viel Würgen und Anstrengung.** Ähnlich kann es **viel Pressen geben, aber nur spärlichen Stuhl.** Die krampfartigen, kolikartigen Bauchschmerzen sind schlimmer durch Bewegung und besser durch Wärme. < **Essen.** Verdauungsschwäche, Sodbrennen, Übelkeit, Völlegefühl, Verstopfung, Aufgetriebenheit und Gase. Drückendes Gefühl ein oder zwei Stunden nach dem Essen, wie ein Stein (*Bryonia, Pulsatilla* etc.) *Nux-vomica*-Patienten geht es **mit leerem Magen** entschieden **besser.**

Rückenschmerzen < Hinlegen, muß aufstehen und umhergehen. Trockener Reizhusten mit starken Schmerzen im Brustkorb. Krampfartiger Husten mit Würgen; < kaltes, trockenes, windiges Wetter. Kitzeln und Schmerzen im Kehlkopf beim Husten. Husten verursacht berstende Kopfschmerzen.

< **Kälte, Aufdecken, kaltes trockenes Wetter, Essen und besonders Überessen, Stimulanzien,** morgens, Wut, geistige Anstrengung.

> Abends, Ausruhen, feuchtes Wetter, nach Stuhlgang.

Phosphorus

- Empfindlich gegen äußere Reize: Gerüche, Berührung, Geräusche, Kälte etc.
- Hitzewellen
- Blutungen
- Kopfschmerzen sind drückend und pochend
- Hunger
- Großer Durst auf eiskalte und erfrischende Getränke
- Warme Getränke werden erbrochen
- Heiserkeit < abends
- Beklemmung und Zusammenschnürung im Brustraum
- Blut- und Hitzewellen gehen im Brustkorb nach oben

Beschwerden können nach elektrischen Veränderungen in der Atmosphäre einsetzen.

Hitzewellen. Oft bei Menschen, die einen starken Puls, Herzklopfen und lokale Blutüberfülle haben.

Blutungen; Anämie und schlaffe Muskeln.

Brennende reißende und ziehende Schmerzen. Gefühl starker Hitze, das den Rücken hinaufläuft.

Die Patienten sind sehr empfindlich gegen alle äußeren Reize – Gerüche, Berührung, Geräusche, Kälte etc. –, was zu Erschöpfung führen kann. Ständig müde und möchten sich ausruhen. Große Erschöpfung von Geist oder Körper nach geistiger oder körperlicher Anstrengung. Schwäche bis zur Lähmung. Zittern durch geringfügige Ursachen; starke Erregbarkeit, können unruhig und nervös sein. Möchten massiert werden. Voller Ängste und Sorgen, aber im allgemeinen leicht beruhigt.

Häufig Schwindel und Benommenheit.

Kopfschmerzen mit lokaler Blutüberfülle, pochend; Blut steigt zum Kopf; > Kälte und Ruhe, < Wärme, Bewegung und Hinlegen; oft müssen sie sich aufsetzen, Druck auf den Kopf ausüben und eine kalte Anwendung

machen. Gesicht gerötet und heiß. **Hunger** vor oder bei den Kopfschmerzen.
Schnupfen; schmerzhafte Trockenheit in der Nase; Niesen und Laufen der
Nase, unter Umständen mit Blut. Auch gelbe, grüne Absonderungen. Geschwollene Drüsen bei schwachen, kränklichen, blassen, erschöpften Menschen.

Großer Durst auf eiskalte und erfrischende Getränke; Mund und Hals
trocken. Wunder, blutender Mund. Geschwollene Mandeln; Schluckstörung
und Zusammenschnürung.

Hunger kann stark sein; muß bei Schüttelfrost essen, nachts, bei den
Kopfschmerzen. Muß essen oder wird ohnmächtig; Gefühl der Leere, Hungergefühl im Bauch.

Bei Magenverstimmung **Erbrechen warmer Getränke.** Unter Umständen
Verlangen nach kalten, sauren, gewürzten Nahrungsmitteln, Wein.

Kehlkopfentzündung mit **Heiserkeit < abends;** Kehlkopf so schmerzhaft,
daß Patient nicht reden kann; sehr empfindlich gegen Berührung und kalte
Luft. Starkes Kitzeln im Kehlkopf und hinter dem Brustbein. Erkältungen
können durch jeden Wetterwechsel zum Kehlkopf gehen.

Ein harter, trockener, krächzender Husten, erschöpfend; so schmerzhaft, daß
der Patient den Husten unterdrückt. Angst, Schwäche, **Beklemmung und
Zusammenschnürung** in der Brust; Gefühl, als läge ein großes Gewicht
auf dem Brustkorb. Enge. **Blut- und Hitzewellen gehen in der Brust
aufwärts.** Brustkorb besonders im rechten unteren Bereich schmerzhaft, >
Druck. Blutstreifiger Auswurf, salzig, sauer und gelb. Gefühl des Erstickens
und Zusammenschnürung > Druck. Berstende Kopfschmerzen mit Husten.

Husten < frische Luft, **von einem warmen in einen kalten Raum gehen**
oder umgekehrt, Dämmerung, auf der linken Seite liegen, reden, essen; >
auf der rechten Seite liegen.

Starkes Herzklopfen < auf der linken Seite liegen, Bewegung. Schläft
vorzugsweise auf der rechten Seite.

Steifheit, wenn der Patient sich morgens zu bewegen beginnt.

< Kaltes Wetter.

> Wärme, außer Magen und Kopf, Ruhe.

Pulsatilla

- Ein freundlicher, sanfter, nachgiebiger Mensch, der Aufmerksamkeit möchte
- Veränderliche Stimmung
- Anhängliches, weinerliches Kind, das Sympathie weckt
- Möchte Gesellschaft und Trost, was bessert
- < Wärme, Verlangen nach kühler, frischer Luft
- Hitzewellen zum Gesicht
- > Langsame, sachte Bewegung
- Kein Durst
- Unbeständigkeit ist ausgeprägt
- Katarrhe dick, gelb bzw. grün und mild
- Oft Verdauungsbeschwerden bei jeder Krankheit
- < Schwere und fette Speisen
- Verdauungsbeschwerden < morgens, psychische Beschwerden < abends
- Einseitige Beschwerden
- Viele katarrhalische Augen-, Ohren- und Nasenbeschwerden

Dieses Mittel wird oft wegen seines emotionalen Bildes gewählt: ein freundlicher, sanfter, nachgiebiger Mensch, **der Aufmerksamkeit möchte.** Nervös, zappelig, **veränderliche Stimmung,** leicht zu führen. **Ein anhängliches, jammerndes Kind, das Sympathie weckt.** Kann überschwenglich und reizbar sein, aber nicht die Wutanfälle von *Chamomilla* oder die Empfindlichkeit von *Hepar sulfuris*. **Möchte Gesellschaft und Trost, was bessert.** Stimmungen wechseln leicht von Lachen zu Traurigkeit; die Patienten weinen leicht, schon beim Gedanken an Schmerz. Sie sind oft reizend und liebevoll, wenn es ihnen gutgeht, aber selbstmitleidig, wenn sie krank sind. Unentschlossen. Sehen unter Umständen nicht krank aus.

Beschwerden, nachdem die Füße naß geworden sind; oder Maßlosigkeit im Essen, besonders nach schweren Speisen, bei denen sie sich den Magen verderben.

Die Verschlechterung durch Wärme ist ausgeprägt, die Patienten verlangen nach kühler, frischer Luft. Die Haut fühlt sich auch ohne Fieber heiß an. **Hitzewellen zum Gesicht.**

> **Langsame, sanfte Bewegung;** dies beschwichtigt sie sowohl allgemein als auch ihre spezifischen Beschwerden: Schmerzen, Kopfschmerzen etc. Gewöhnlich **kein Durst,** auch nicht bei Fieber, und ein **trockener Mund.**

Unbeständigkeit ist auch auf der körperlichen Ebene **ausgeprägt;** Durchfall, bei dem nicht zwei Stühle gleich aussehen; Schmerzen können wandern und Symptome sich verändern. Schmerzen können plötzlich einsetzen und langsam abklingen.

Alle möglichen **Schleimhautkatarrhe;** Schleimhäute sind entzündet und bläulichrot. Dicke, gelbgrüne milde, gelbe bzw. grüne Absonderungen. Bei andauerndem Nasenkatarrh Verlust des Geschmacks- oder Geruchssinns.

Oft gehen Verdauungsbeschwerden mit jeder Krankheit einher; Bauch aufgetrieben und empfindlich, < besonders nach dem Essen. Kaltes wird bevorzugt. < **Schwere und fette Speisen,** Eiscreme, Schweinefleisch, Obst, Kaltes; unter Umständen verlangen die Patienten nach den Speisen, bei denen es ihnen schlechter geht. **Belegte Zunge,** schlechter Geschmack im Mund, besonders frühmorgens.

Verdauungsbeschwerden morgens, psychische Beschwerden < abends. Ebenso < **Ruhe;** wird hektisch. > Auf der schmerzhaften Seite liegen. Kann wegen Herzklopfen und Erstickungsgefühl unter Umständen nicht auf der linken Seite schlafen.

Einseitige Beschwerden; Fieber, Kopfschmerzen, Schüttelfrost etc. Kopfschmerzen pochend, mit Blutüberfülle, > Kälte, Druck, den Kopf fest einbinden, langsame Bewegung; < abends und bücken. Oft Schmerzen in den Schläfen und Seiten. Kopfschmerzen vor der Menstruation, die oft spärlich ist.

Viele katarrhalische Augen-, Ohren- und Nasenbeschwerden. Juckende Augenlider; Gerstenkörner > Kälte, < Wärme, mit dem typischen Ausfluß. Nase abends und im warmen Raum verstopft. Auch beim Aufstehen verstopft, aber Patient kann sie frei machen. Oft Nasenbluten.

Schüttelfrost beginnt in Händen und Füßen mit Schmerzen in den Gliedern; einseitig; Taubheit; Fieber. Durst vor dem Schüttelfrost. Reichlicher

Schweiß überall oder auf einer Seite. Hitze mit erweiterten Adern. Manchmal Erbrechen von Schleim bei Schüttelfrost.

Schmerzen gehen mit ständigem Frösteln einher; je mehr Schmerzen, desto schlimmer das Frösteln.

Trockener Husten nachts < Hinlegen und ein lockerer Husten morgens. Dicker, gelber bzw. grüner Schleim.

Husten durch Kitzeln im Kehlkopf; trocken und reizend, Patient verlangt frische Luft. Husten durch Einatmen; < abends und im warmen Raum.

Rhus toxicodendron

- Beeinflußt Gelenke, Bindegewebe, Sehnen und Haut
- Beschwerden entstehen durch Aufenthalt in kaltem, feuchtem Wetter, besonders beim Schwitzen, durch nasse Füße, Überanstrengung, gezerrte Muskeln
- < Kälte
- > Wärme und Bewegung
- Erste Bewegung verschlimmert, aber fortgesetzte Bewegung bessert
- Unruhig, ängstlich
- Schmerzen wie wund und zerschlagen, reißende Schmerzen
- Betäubende Kopfschmerzen
- Dreieckig-rote Zungenspitze
- Ausschläge sind rot, juckend und oft mit Bläschen

Dieses Mittel wirkt besonders auf Gelenke, Bindegewebe, Sehnen und Haut ein.

Beschwerden entstehen durch **Aufenthalt in kaltem, feuchtem Wetter, besonders beim Schwitzen, durch nasse Füße, Überanstrengung, gezerrte Muskeln.** Die Beschwerden beginnen oft nachts.

< **Kälte** bei allen Beschwerden. < Aufdecken, abends und nachts, Überanstrengung, naß werden.

> **Wärme und Bewegung** wie *Pulsatilla*, aber *Rhus toxicodendron* möchte es warm, > Druck, Reiben, Schwitzen.

Die erste Bewegung verschlimmert, aber fortgesetzte Bewegung bessert; doch dann kommt Erschöpfung, und die Patienten müssen innehalten und **sich ausruhen, was wieder verschlimmert.** Deshalb fühlen sie sich nie völlig wohl und werfen sich im Bett herum.

Unruhig, ängstlich, **Schmerzen wie wund und zerschlagen, reißende Schmerzen.** Schmerzen oft mit Taubheit und Schwäche der Glieder. Vorragende Teile der Knochen können bei Berührung schmerzen, besonders die Wangenknochen.

Kopfschmerzen des fieberhaften Typs; das Gehirn fühlt sich wie lose an, **betäubend** mit Dröhnen in den Ohren. Gefühl, als wären Teile des Schädels zusammengeschraubt. Muskeln und Schädel schmerzhaft. Hinterhauptschmerz > den Kopf nach hinten halten; große Unruhe dabei sowie Schmerzen > Bewegung. Die Seite des Kopfes, auf welcher der Patient liegt, kann empfindlich sein, und die Kopfschmerzen können schlimmer werden, wenn er die Haare naß macht.

Leichtes Fieber, zusammenhangloses Reden, hastige, ängstliche Antworten und mildes Delirium – alles < nachts. Schwaches, anhaltendes Delirium, nicht so stark wie bei *Belladonna;* unruhig mit schweren Träumen, murmelt im Delirium.

Erkältungen setzen sich im ganzen Körper und in den Gliedern fest. Benommenheit. Starker Schnupfen; Nase durch jeden Schnupfen verstopft. Nasenlöcher sind sehr wund. Das Sekret kann gelb, grün, dick, übelriechend sein. Erkältung kann zum Kehlkopf gehen und Heiserkeit hervorrufen, > Gebrauch der Stimme; Rauheit und Roheit. Halsschmerzen mit geschwollenen Drüsen und steifem Nacken.

Im allgemeinen großer Durst, aber unter Umständen Schluckstörung bei festen Speisen durch Einschnürung. Trockene Schleimhäute; trockene oder belegte Zunge mit einer **dreieckig-roten Spitze.** Kalte Getränke können Frösteln oder Husten auslösen.

Trockener, kitzelnder Reizhusten vor oder während der Kälteschauder; quälender Husten. Husten im Schlaf; Husten durch das geringste Aufdecken. Lungen- oder Brustfellentzündung mit durchdringenden, stechenden Schmerzen in der Brust, viel Fieber, schmerzenden Knochen, Unruhe; im allgemeinen > Bewegung, aber Erschöpfung setzt ein, großer Durst und Fieber. Fieber mit Herpes auf den Lippen.

Manchmal Hungergefühl ohne Appetit.

Steifer, lahmer Rücken > auf einer harten Unterlage liegen; schmerzhafte Gelenke und reißende Schmerzen die Glieder hinunter.

Ausschläge sind rot, juckend und oft mit Bläschen. Nesselausschlag bei Hitze.

Rumex

- Hauptindiz sind die Atmungssymptome
- Heiserer, bellender Husten um 23, 2 und 5 Uhr
- Husten durch das geringste Einatmen kalter Luft
- Husten < Hinlegen
- Sehr empfindlich gegen kalte Luft
- Bewegt sich möglichst nicht

Hat weder die Fiebersymptome von *Bryonia, Rhus toxicodendron* und *Aconitum* noch die allgemeine Unruhe, die schmerzenden Glieder, die allgemeine Zerschlagenheit, das Fieber und den Durst.

Die Atmungssymptome sind das Hauptindiz für die Verwendung dieses Mittels.

Ein heiserer, bellender Husten, der **jede Nacht um 23, um 2 und um 5 Uhr in Anfällen kommt.** Husten mit Schmerzen hinter dem Brustbein. **Husten < Hinlegen;** es löst einen äußerst heftigen Husten aus, der ein paar Augenblicke später auftritt. **Husten durch das geringste Einatmen kalter Luft** (wie *Phosphorus* und *Spongia*) oder durch den Übergang vom Warmen ins Kalte. **Sehr empfindlich gegen kalte Luft,** muß den Mund bedecken, um sich vor ihr zu schützen.

Reichlicher, dünner, schaumiger weißer Schleim wird mundvollweise hochgehustet. Unter Umständen auch zuerst ein harter, trockener, krampfartiger Husten. Wäßriger Auswurf, der später dick, gelb, fadenartig und zäh wird. Er begleitet oft einen braunen Morgendurchfall. Husten mit unwillkürlichem Abgang von etwas Urin (wie *Causticum*).

Extreme Rauheit in Kehlkopf und Luftröhre, brennend und stechend. Patient kann keinen Druck in der Halsgrube ertragen. Kitzeln in der Halsgrube oder von der Brustmitte zum Magen, verursacht Husten und kann mit Blutüberfülle im Kopf und zerrenden Schmerzen in der rechten Brustseite einhergehen.

Patienten bewegen sich möglichst nicht, können nicht tief oder schnell atmen, weil das Brennen durch jede Veränderung des Atemrhythmus stark zunimmt. Husten durch Veränderungen der Temperatur.

Lachesis-Kinder husten im frühen Schlaf ungefähr um 23 Uhr, aber wenn man sie wach hält, husten sie nicht. Bei *Rumex* husten sie in jedem Fall.

Empfindlich gegen frische Luft und manchmal ein Gefühl der Atemlosigkeit, als würden sie schnell durch die Luft gleiten.

Unter Umständen starkes Jucken der Haut, wenn sie sich zum Schlafengehen ausziehen.

Silecea

- Beschwerden nach nassen Füßen oder wenn Absonderungen oder Schwitzen unterdrückt wurden
- Katarrhe mit dicker gelber Absonderung
- Lymphknoten werden größer und hart
- < Warme Räume und Wärme
- Schwitzen im oberen Bereich des Körpers oder am Kopf
- Kopfschmerzen gehen vom Hinterkopf zur Stirn

Symptome setzen oft in kaltem, feuchtem Wetter ein und können durch kaltes, trockenes Wetter besser werden.

Beschwerden nach **nassen Füßen** (wie *Pulsatilla*) oder wenn **Absonderungen oder Schweiß unterdrückt** wurden. Patienten werden leicht durch Temperaturextreme beeinflußt, überhitzen sich leicht und schwitzen und erkälten sich dann.

Katarrhe mit dicker gelber Absonderung.

Lymphknoten werden größer und hart, besonders im Nacken; entzündete Drüsen.

Akute Krankheiten < **warme Räume und Wärme,** während die Patienten normalerweise leicht frieren und Zugluft verschlimmert.

Schwitzen im oberen Bereich des Körpers oder am Kopf; übelriechend.

Kopfschmerzen gehen vom Hinterkopf zur Stirn, < nachts, Geräusche, kalte Luft, > Wärme und Druck. Kopfschmerzen mit reichlichem Kopfschweiß.

Eitern der Lidwänder mit Stechen, Brennen und Rötung. Ausgeprägte Lichtunverträglichkeit. Augen durch Verletzung oder nach der Entfernung eines Fremdkörpers entzündet.

Chronische Absonderung aus den Ohren; übelriechend, dick, gelb; Rauschen und Sirren in den Ohren; Katarrh der Eustachischen Röhre; das Hören kommt mit einem Schnappen wieder, > den Mund aufreißen oder schlucken.

Harte Krusten sammeln sich in der Nase mit Verlust von Geschmacks- und Geruchssinn. Nasenbluten.

Rauhe Lippen; sie reißen und schälen sich, Krusten an den Rändern der Schleimhäute oder auf den Ohren.

Übelkeit, Erbrechen und Schluckauf mit Abneigung gegen warme Speisen und Verlangen nach kalten. Warme Getränke verursachen Schwitzen und fliegende Hitze im Gesicht und Kopf. Milch verschlimmert und verursacht Durchfall und Erbrechen; saures Erbrechen; übelriechende Flocken im Stuhl. Kolik und schmerzhaft bei Druck, < nach dem Essen und > Wärme.

Spigelia

– Starke Schmerzen, die schießend, brennend, durchdringend, reißend,
  neuralgisch sind
– Schmerzen steigen und fallen mit der Sonne
– < Bewegung
– Kopfschmerzen sind oft einseitig, beginnen im Hinterkopf, dehnen sich
  auf die Stirn aus und setzen sich über dem linken Auge fest

Dieses Mittel ist durch seine **Schmerzen** bekannt: Schmerzen bei erschöpften Menschen; schießende, brennende, durchdringende, reißende, neuralgische Schmerzen; **starke Schmerzen. Schmerzen, die zunehmen, wenn die Sonne sich dem Mittagshöchststand nähert, und abnehmen, wenn sie fällt und untergeht** (Wie bei *Natrium muriaticum* und *Tabacum*).

< **Bewegung;** sogar geistige Anstrengung verschlimmert die Schmerzen.

< Essen, morgens, Geräusche, kaltes, feuchtes, regnerisches Wetter.

> Ruhe und trockene Luft.

Schmerzen in Nacken und Schultern > Wärme; kann sich wegen der Schmerzen nicht bewegen.

Schmerzen um die Augen > Kälte.

Kopfschmerzen < Wärme und zeitweise > kalte Anwendungen. Trigeminusneuralgie, besonders der linken Seite.

Schmerzhafte Körperteile können rot, entzündet und empfindlich werden.

Pulsierende und stechende Schmerzen im Kopf unter Umständen > Hinlegen mit hochgebettetem Kopf, < Bewegung, Bücken, Geräusche.

Schmerzen in den Gliedmaßen wie heiße Drähte, im allgemeinen > Reglosigkeit; so schmerzhaft, daß jede Erschütterung unerträglich ist. Schwindel durch Nach-unten-Sehen, deshalb schauen die Patienten geradeaus.

Kopfschmerzen sind oft einseitig, beginnen im Hinterkopf, dehnen sich nach vorn aus und setzen sich über dem linken Auge fest (rechts ist *Sanguinaria, Silicea* etc.). Das Auge der betroffenen Stelle kann tränen.

Spongia

– Ähnlich wie *Aconitum*, aber ohne die fieberhafte Erregung; hat ein langsameres Tempo
– < Warmer Raum und Wärme, aber > warme Getränke
– Mittel bei Krupp
– Aufenthalt in trockenem, kaltem Wind
– Rauheit und Trockenheit der Schleimhäute
– Trockener Husten ohne Rasseln

Dieses Mittel gleicht *Aconitum,* aber ihm fehlt die fiebrige Erregung, und es hat ein langsameres Tempo, das Einsetzen erfolgt über mehrere Tage und beginnt oft abends. Auch dieses Mittel hat eine Affinität zu den Atemwegen. Auf der psychischen Ebene unter Umständen große Angst, auch Angst vor dem Tod und vor Ersticken. Herzklopfen und Unbehagen in der Herzgegend; Schmerzen und ein Gefühl der Völle oder Dumpfheit in der Herzregion oder im Brustraum. Die Patienten können mit großer Angst, Erregung, Besorgnis und dem Gefühl zu ersticken aufwachen wie bei *Lachesis.*

< Warmer Raum und Wärme, aber > warme Getränke
Ein Hauptmittel bei **Krupp,** besonders wenn er einer Erkältung oder dem Aufenthalt in *trockenem, kaltem Wind* ein oder zwei Tage zuvor folgt. Zunächst **Rauheit und Trockenheit der Schleimhäute,** Niesen, vor Mitternacht beginnt Krupp mit einem trockenen, heiseren, bellenden Husten – wie eine Säge, die durch einen Baumstamm getrieben wird, und **trockenen Luftwegen.** Je mehr Rasseln, desto wahrscheinlicher ist *Hepar sulfuris* angezeigt, besonders bei Neigung zu < nach Mitternacht oder in den Morgenstunden, und desto weniger ist *Spongia* angebracht. **Trockenheit ohne Rasseln ist *Spongia;*** es kann *Aconitum* folgen, wenn der Krupp nach Mitternacht und in den nächsten Tag hinein andauert. Patienten erwachen aus dem Schlaf mit dem Gefühl zu ersticken, starker Unruhe, Besorgnis und einem lauten Husten. Später kann sich zäher Schleim bilden, dessen Auswurf schwierig ist.

Kurzatmigkeit < **Hinlegen,** mit tiefliegendem Kopf, > warme Speisen. Husten > **warme Speisen und Getränke,** < Reden, Singen, Schlucken, Wachwerden.

Heiserkeit mit Stimmverlust, **große Trockenheit des Kehlkopfs** durch Erkältung; Schnupfen, Niesen, der ganze Brustkorb ist sehr trocken, Stimme ist zischend, kruppartig und trocken.

Wenn es dem Patienten kalt geworden ist, werden Kehlkopf und Luftröhre wund, dann beginnt nachts eine krampfartige Einschnürung des Kehlkopfs. Der Kehlkopf ist berührungsempfindlich (wie *Phosphorus*).

Wenn die Symptome wiederkommen oder jeden Abend kruppartiger werden, ist unter Umständen *Phosphorus* angezeigt und sollte geprüft werden.

Starke Kopfschmerzen an der Schädelbasis < Hinlegen; Patient muß sich aufsetzen und darf sich nicht bewegen.

Das Mittel hilft Erwachsenen bei Kehlkopfentzündung und Bronchitis genauso wie Kindern bei Krupp (besonders *Aconitum* und *Hepar sulfuris*). **Starke Heiserkeit, leichtes Wundsein und Brennen, Husten < Reden, Lesen, Singen, Schlucken.**

Husten < kalte Luft, abends und morgens; > warme Speisen und Getränke. Dieses Mittel kann nach *Belladonna*-Halsschmerzen folgen, die zum Brustkorb gegangen sind.

Sulfur

- Gesunde Menschen, die emotional dickhäutig sind
- Schmerzen, Ausschläge, Empfindungen und Absonderungen brennen
- Üble Gerüche von Schweiß und Absonderungen
- Abneigung gegen Waschen
- Sehr durstig
- Hitze auf dem Scheitel; Füße brennen nachts im Bett, Hitzewellen steigen nach oben; lokale Blutüberfülle
- < Wärme, Stehen, nachts, 12 oder 24 Uhr
- Hunger um 11 Uhr; fühlt sich matt und schwach
- Katarrhe, besonders sich hinziehende Katarrhe

Oft gebraucht für robuste, gesunde Menschen, die emotional dickhäutig sind.

Schmerzen, Ausschläge, Empfindungen und Absonderungen brennen.
Füße, Augen, Ohren, Nase, Rachen, Scheitel, Magen, Brustkorb – alles **brennt.**

Üble Gerüche von Schweiß und Absonderungen; der Patient selbst ist sich dieses Geruchs möglicherweise nicht bewußt.

Abneigung gegen Waschen, kann die Haut verschlimmern; < Wasser und Baden.

Im allgemeinen **sehr durstig.**

Hitze auf dem Scheitel; Füße brennen nachts im Bett, Hitzewellen steigen auf. Lokale Blutüberfülle; Patienten haben solche Beklemmungsgefühle, daß sie das Fenster offen haben möchten, besonders nachts. **< Wärme. Ausschläge jucken und brennen. Bettwärme verursacht Unbehagen.**

< 12 oder 24 Uhr.

< Nachts, mit Schwächegefühl und Erschöpfung.

< Stehen, Baden; > Sitzen, Liegen.

Hunger um 11 Uhr; fühlt sich matt und schwach.

Katarrhe aller Schleimhäute; Eiterbildung mit brennenden Absonderungen; Geschwüre; beißende Absonderungen.

Brennende, stechende, juckende Ausschläge < Wärme. Entzündung durch Druck, kann hart werden. Haut leicht durch die Atmosphäre beeinflußt, wird rot durch Wind und Kälte; Hitzewellen beginnen im Brustkorb und steigen nach oben; dunkelrot beim geringsten Reiz. Hautjucken < Hitze, Kratzen bessert, aber dann wieder Brennen.

Rötliches, bläulichrotes Aussehen, das mit Blässe plus Hitzewellen wechseln kann. Rachen und Ausschlag bläulichrot, ein venöses Aussehen.

Schlaflos, aber es geht den Patienten schlechter, wenn sie zuviel schlafen; lethargisch.

Durchfall, der sie morgens aus dem Bett treibt, < um 5 Uhr.

Kurzatmigkeit, besonders bei Anstrengung, reichlicher Schweiß und sehr erschöpft. Rasseln in der Brust; jede Erkältung geht zu Brust und Nase, und **der Katarrh bleibt lange Zeit.** Der Patient erholt sich nicht, klagt, daß er sich nur langsam wieder aufrappelt, kann die Energie für eine Besserung nicht aufbringen. Sich hinziehender Husten nach einer Infektion im Brustraum. Beschwerden, die zeitweise besser und dann wieder schlechter werden, und das vorher effiziente Mittel wirkt nicht mehr; ein oder zwei Gaben *Sulfur* werden in dieser Situation oft entweder das Problem beseitigen oder dafür sorgen, daß das angezeigte Mittel wieder wirkt.

Rote Lippen, gerötete Augenlider und Körperöffnungen.

Bei Bronchitis ein heftiger, quälender Husten. Der Patient hat das Gefühl zu ersticken und möchte Türen und Fenster nachts offen haben. Nächtlicher Husten. Husten mit Blutüberfülle im Kopf. Brennen in der Brust etc.

Ein Mittel, das häufig bei Masern gebraucht wird, besonders wenn der Ausschlag nicht voll herausgekommen oder wieder verschwunden ist und der Patient kränker wird.

Die Patienten können bei einer akuten Krankheit ungeduldig, gehetzt und schnell wütend sein.

ANHANG

§ 23 Gesundheitsstörungen, die eine konstitutionelle Therapie erfordern

Chronische Krankheiten spiegeln den Gesundheitszustand auf einer sehr viel tieferen Ebene als die einfachen akuten Krankheiten, auf deren Behandlung in diesem Buch eingegangen wird. Sie sind ihrem Wesen nach komplexer, besonders in der westlichen Welt, in der Gesundheitsstörungen oft die Vielschichtigkeit unseres Lebensstils und die verschiedenen Arten von Streß zeigen, denen wir ausgesetzt sind. Häufig ändert die Gesundheitsstruktur des einzelnen sich in Reaktion auf die Streßfaktoren der Umgebung alle paar Jahre. Als Kind hat jemand zum Beispiel Erkältungen und Halsschmerzen, als Teenager kommt es zu Kopfschmerzen, mit den Zwanzigern beginnen Bauchbeschwerden, und mit dreißig wird die Diagnose eines Reizdarms gestellt. Wenn diese Abfolge von Ereignissen nicht in eine andere Richtung gelenkt wird, können andere, schwerwiegendere Krankheiten sich entwickeln. In jeder Phase wird der Betreffende kränker, und obwohl die vorhergehende Krankheit verschwunden ist, ist sie nicht geheilt. Sie hat nur ihre Form verändert und zeigt sich nun in einem anderen Bereich. Beim Blick auf das Ganze jedoch läßt sich immer wieder dieselbe »Krankheit« erkennen.

Obwohl chronische Krankheiten eine umfassende Konstitutionsbehandlung erfordern, haben sie oft auch eine akute Seite. Eine Arthritis zum Beispiel kann in einem bestimmten Gelenk ein paar Tage lang aufflackern, oder ein Zwerchfellbruch kann akutes Sodbrennen oder Erbrechen auslösen. Bei sich wiederholenden Krankheiten wie einer Migräne, Heuschnupfen oder Menstruationsschmerzen ist dieses akute Element noch deutlicher. Die akuten Phasen solcher Krankheiten können ähnlich behandelt werden wie einfache akute Krankheiten. Mit Hilfe dieses Buches können Mittel gefunden werden, die Schmerzen oder ein Unwohlsein jedesmal bessern, wenn sie auftreten, aber wie am Schluß von §1 gesagt wurde, hindern sie den Schmerz nicht daran, das nächstemal wiederzukommen.

Informationen zur Heilbehandlung chronischer und wiederkehrender

Krankheiten (siehe die folgende Übersicht) gehen aus den obigen Gründen über den Rahmen dieses Buches hinaus und sind bewußt unterlassen worden.

Übersicht über häufige Störungen, die in diesem Buch *nicht* besprochen wurden

Allergien
Arthritis
Asthma
Bronchitis
Ekzeme
Endometriose[*]
Fußpilz
Gürtelrose
Hämorrhoiden
Infektionen durch Parasiten
Kopfgrind
Magengeschwüre
Menstruationsstörungen
Migräne
Mittelohrenentzündungen
Nasenpolypen
Ohrensausen
Pfeiffer-Drüsenfieber[**]
Prämenstruelles Syndrom
Raynaud-Krankheit[***]

---

[*]   Das Auftreten verschleppten Gebärmutterschleimhautgewebes außerhalb der
       Gebärmutter (Anm. d. Ü.).
[**]   Anginaartige Viruserkrankung, die unter verchiedenen Symptomen auftritt und
       für die das Überwiegen mononuklearer Zellformen im Blutbild charakteristisch
       ist (Anm. d. Ü.).
[***] Gefäßkrämpfe im Bereich der Finger oder Zehen (Anm. d. Ü.).

Reizdarm
Schielen
Warzen
Zwerchfellbruch

Die **fettgedruckten** Krankheiten besitzen akute Phasen. Sie können oft durch Mittel gelindert werden, die mit Hilfe dieses Buches auffindbar sind. Wenn Sie bei irgendeiner Krankheit Zweifel haben, sollten Sie Ihren Arzt bzw. Heilpraktiker fragen.

§ 24 Wichtige Anschriften

Homöopathie: Berufsverbände
Unter folgenden Adressen erhalten Sie Auskunft über Homöopathen, die
Sie nach den Regeln der klassischen Homöopathie behandeln:

Homöopathie-Forum
Organisation klassisch homöopathisch
arbeitender Heilpraktiker e. V.
Grubmühler Feldstraße 14 a
8035 Gauting
Telefon 0 89 / 8 50 03 56

Hahnemann Gesellschaft
Jennerstraße 5
8233 Aufham

Deutscher Zentralverein homöopathischer Ärzte
Linkenheimer Landstraße 113
7500 Karlsruhe

§ 25 Der Erwerb homöopathischer Heilmittel

Welche Mittel soll ich kaufen?

Diese Frage ist unmöglich einheitlich zu beantworten, denn die Gesundheitsbedürfnisse jedes Menschen sind verschieden. Trotzdem sollte die Grundausstattung meiner Meinung nach mindestens 24 Mittel in einer Potenz umfassen. Viele Anfänger halten das vielleicht für zuviel; für sie habe ich 12 der am häufigsten angezeigten Mittel zusammengestellt. Vollständigere Ausstattungen enthalten jeweils 24 Mittel mehr, bis insgesamt 72 Mittel vorhanden sind. Als Ergänzung zur 24er-Grundausstattung werden für spezielle Bedürfnisse einige weitere Mittel vorgeschlagen. Die meisten dieser zusätzlichen Mittel sind im vollständigen 72er-Satz enthalten. Ich empfehle die C-12-Potenz, aber die passende Palette reicht von D 6 bis C 30.

Anfängerausstattung mit 12 Mitteln: Aconitum, Apis, Arnica, Belladonna, Bryonia, Chamomilla, Ferrum phosphoricum, Gelsemium, Ipecacuanha, Pulsatilla, Rhus toxicodendron, Sulfur.

Eine nützlich Ergänzung zu dieser Ausstattung wäre eine *Calendula*-Salbe oder -Tinktur, die im Verhältnis 1 : 25 in Wasser aufgelöst werden kann, um zu baden oder Schnitte, Kratzer, Wunden, Verbrennungen, Geschwüre etc. zu reinigen und zu behandeln.

Grundausstattung (enthält alle Mittel der Anfängerausstattung plus 12 weitere): *Aconitum, Allium cepa, Apis, Arnica, Arsenicum, Belladonna, Bryonia, Chamomilla, Colocynthis, Dioscorea, Euphrasia, Ferrum phosphoricum, Gelsemium, Hepar sulfuris, Hypericum, Ipecacuanha, Ledum, Lycopodium, Magnesium phosphoricum, Mercurius solubilis, Nux vomica, Pulsatilla, Rhus toxicodendron, Sulfur.*

Erweiterte Ausstattung (weitere 24 Mittel): *Acidum nitricum, Antimonium tartaricum, Argentum nitricum, Bellis perennis, Calcium carbonicum, Causticum, Drosera, Dulcamara, Eupatorium perfoliatum, Jaborandi, Kalium bichromicum, Lac caninum, Lachesis, Natrium muriaticum, Phosphorus, Phytolacca, Podophyllum, Pyrogenium, Ruta, Sanguinaria, Silicea, Spigelia, Spongia, Urtica urens.*

Umfassende Ausstattung (weitere 24 Mittel): *Antimonium crudum, Baptisia, Calcium phosphoricum, Camphora, Carbo vegetabilis, Cantharis, China, Cocculus, Coffea, Cuprum, Glonoinum, Hyoscyamus, Ignatia, Iris, Kalium carbonicum, Kreosotum, Mercurius cyanatus, Natrium sulfuricum, Petroleum, Rumex, Staphisagria, Sepia, Symphytum, Tabacum, Veratrum album.*

Erkgänzungen zur Grundausstattung

Masern, Mumps und Windpocken: Antimonium tartaricum, Camphora, Carbo vegetabilis, Jaborandi, Kalium bichromicum, Phytolacca.
Reisekrankheit: Cocculus, Petroleum, Sepia, Staphisagria, Tabacum.
Erste Hilfe: Bellis perennis, Calcium phosphoricum, Cantharis, Causticum, Cuprum, Eupatorium perfoliatum, Glonoinum, Lachesis, Natrium muriaticum, Phosphorus, Silicea, Staphisagria, Symphytum, Urtica urens.
Durchfall und Erbrechen: Antimonium crudum, Antimonium tartaricum, Carbo vegetabilis, China, Dulcamara, Natrium sulfuricum, Phosphorus, Podophyllum, Sepia, Veratrum album.
Blasenentzündung: Cantharis, Causticum, Kalium muriaticum, Kalium phosphoricum, Natrium muriaticum, Sarsaparilla, Staphisagria.
Menstruationsschmerzen: Calcium fluoricum, Cacium phosphoricum, Coccolus, Conium, Kalium phosphoricum, Lachesis, Sepia.

Mittel für Mutter und Kind

Geburt: Aconitum, Arnica, Bellis perennis, Caulophyllum, Ipecacuanha, Kalium phosphoricum, Pulsatilla.
Die Notfalltropfen der Bach-Blütentherapie sind ebenfalls nützlich.
Stillen: Castor equi D3, Hydrastis D6 oder D 12, Phytolacca D 6 oder D 12.
Brustdrüsenentzündung: Belladonna,* Bryonia,* Hepar sulfuris,* Mercurius solubilis,* Phytolacca.
Milchbildung: Calcium carbonicum, Lac defloratum, Pulsatilla*.
Nach den Schmerzen: Arnica,* Conium.

---

*   In der Grundausstattung.

Koliken bei Babys: *Chamomilla,* Colocynthis,* Dioscorea,* Magnesium phosphoricum.**

Diese Anregungen sollen dem Anfänger bei seinen ersten selbständigen Schritten helfen. Wahrscheinlich werden Sie feststellen, daß Ihre Familie oder sonstige Patienten für bestimmte Krankheiten anfälliger sind als für andere, und Ihre Ausstattung entsprechend erweitern müssen. Gehen Sie flexibel an die Dinge heran, und schauen Sie, was Sie brauchen. Seien Sie nicht zu sehr fixiert auf das, was ich oder irgend jemand anders Ihnen sagt!

*   In der Grundausstattung.

§ 26 Literaturhinweise

Selbsthilfebücher

Huijsen, L. P., *Der Homöopathie-Führer. Ein Wegweiser zum Gebrauch homöopathischer Mittel*, München 1991, Knaur-Tb. 4249

Roy, Ravi und Carola, *Selbstheilung durch Homöopathie*, München 1988

Stumpf, Werner, *Homöopathie. Anleitung zur Selbstbehandlung*, München [2]1991

Zum Wesen der Homöopathie

Die hier angeführten Bücher sind keine Anleitungen zu Mittelsuche. Das erste ist eine sehr gute allgemeine Einführung in die Homöopathie. Die anderen behandeln das Thema weiter und bieten eine anregende Lektüre.

Risch, Gerhard, *Der sanfte Weg. Eine Information über Homöopathie für jedermann*, Füssen o. J.

Risch, Gerhard, *Homöopathie ist (k)eine Kunst. Kurzlehrgang der Homöopathie*, Füssen 1988.

Ullmann, Dana, *Homöopathie*, Bern/München

Vithoulkas, Georgos, *Medizin der Zukunft*, Kassel [9]1992.

§ 27 Glossar

Absonderung: Eine Ausscheidung oder Substanz, die der Körper abgibt.

Abszeß: Örtliche, begrenzte Ansammlung von Eiter in einem Gewebe oder Organ.

Akut: Plötzlich auftretend, von heftigem und kurzdauerndem Verlauf.

-algie (Nachsilbe): »Schmerzen in ...«, z. B. Arthralgie = Gelenkschmerzen.

Allgemeine Symptome: Symptome, die sich auf den ganzen Menschen beziehen und mit »Ich bin ...« ausgedrückt werden können (vergleiche »Auffallende Symptome«).

Anämisch: Blutarm, blutleer durch Verminderung des Hämoglobins und meist auch der Erythrozyten im Blut oder durch plötzlichen schweren Blutverlust.

Aphthen: Ausschlag der Lippen und der Mundschleimhaut in Form von linsengroßen, gelblichweißen Flecken, z. T. durch Viren hervorgerufen.

Arneimittellehre: Zweig der Wissenschaft, der sich mit den Ursprüngen und Eigenschaften der Heilmittel beschäftigt.

Auffallende Symptome: Merkwürdige, seltene und besondere Symptome, die sich auf den Patienten beziehen und nicht typisch für den Krankheitsverlauf sind.

Ausschlag: Hautschädigungen, die nicht auf eine äußere Verletzung zurückgehen.

Auswurf: Schleim, der aus dem Brustraum abgehustet wird.

Bänder: Feste, sehnenähnliche Strukturen aus Bindegewebe zur Verbindung gegeneinander beweglicher Teile des Körpers, besonders an Gelenken, auch zur Stützung von Körperorganen.

Bauch: Teil des Körpers zwischen Brust und Becken.

Begleitsymptom: Ein Symptom, das zur gleichen Zeit wie das Hauptleiden auftritt, aber nicht direkt mit ihm verbunden ist.

Bild: Sammlung von Symptomen, die ein Mittel oder einen Patienten mit seiner Krankheit charakterisieren.

Bindegewebe: Die Körperorgane umhüllendes und verbindendes, sehr wandlungsfähiges Gewebe, das daneben eine festigende und stützende Funktion hat.

Blutüberfülle: Anomale Ansammlung von Blut in einem Körperteil.

Brustfellentzündung: Entzündung des Brustfells, d. h. der Haut, die die inneren Wände des Brustkorbs auskleidet; verursacht beim Atmen einen durchdringenden Schmerz im Brustkorb.

Candida albicans: Ein Pilz, der Schleimhäute und die Haut befällt. Verursacht Ausschlag.

Chronisch: Lange Zeit andauernd, eine Krankheit, die lange Zeit keine oder nur eine sehr langsame Veränderung zeigt.

Delirium: Ein Zustand der Verwirrtheit und Erregung, gekennzeichnet durch zusammenhangloses Reden, Sinnestäuschungen, Halluzinationen und Desorientiertheit.

Dysenterie: Entzündung des Dickdarms mit Entleerung von wäßrigen und blutigen Stühlen und schmerzhaftem Stuhldrang.

Ekzem: Eine Entzündungskrankheit der Haut mit Rötung, Jucken, Wundsein und manchmal Bläschen, die eine Absonderung abgeben.

Entzündung: Schutzreaktion des Gewebes auf Verletzung oder Zerstörung von Körperzellen, gekennzeichnet durch Hitze, Anschwellen, Rötung und im allgemeinen Schmerzen.

Erschütterung: Starke Erschütterung oder Stoß, wobei das Gehirn in Mitleidenschaft gezogen ist; kann Schwindel, Übelkeit, Verlust des Bewußtseins auslösen.

Eustachische Röhre: Kanal vom Mittelohr zum Nasen-Rachen-Raum.

Exsudat: Entzündliche Ausschwitzung, eiweißhaltige Flüssigkeit, die bei Entzündungen (z. b. Geschwüren) aus den Gefäßen austritt.

Fieber: Erhöhung der Körpertemperatur über den Normalwert von 36,8 °C.

Gallig: Galle enthaltend (bittere, dunkelgelbe/grüne Pigmente).

Gelbsucht: Gelbfärbung von Haut und Augen infolge Übertritts von Gallenfarbstoff ins Blut und Gewebe, Zeichen für verschiedene Leberkrankheiten oder -schäden.

Geschwür: Form der Entzündung von Haut bzw. Schleimhaut mit örtlichem Substanzverlust, der über die Erosion (oberflächliche Abschürfung) hinausgeht.

Gürtelrose: Eine akute Krankheit, die durch das Windpockenvirus verursacht wird; Kennzeichen sind extrem empfindliche Bläschen in einem von der jeweiligen Nervenzufuhr begrenzten Hautbereich.

Hämorrhoiden: Krampfadern am After.

Herpes: Viruserkrankung mit Ausbildung zahlreicher, sich zusammenschließender seröser Hautbläschen im Bereich der Schleimhaut der Lippen, der Nase und der äußeren Geschlechtsteile.

Hyperventilation: Anomal tiefes, schnelles oder langes Atmen.

Infektion: Vermehrung pathogener (= Krankheit produzierender) Mikororganismen im Körper.

Inkontinenz: Unvermögen, Harn oder Stuhl willkürlich im Körper zurückzuhalten.

Ischias: Neuralgie des Ischiasnervs, die Schmerzen in der Rückseite des Oberschenkels und im Bein verursacht.

-itis (Nachsilbe): »Entzündung von«, z. B. Arthritis = Gelenkentzündung.

Katarrh: Schleimhautentzündung mit Absonderung von entzündlicher Flüssigkeit.

Keuchhusten: Infektionskrankheit, deren Kennzeichen Schnupfen, Bronchitis und ein starker krampfartiger Husten sind.

Knochenhaut: Fibröse Haut, die den Knochen außen umschließt und für seinen Aufbau und seine Ernährung sorgt.

Kolik: Akute krampfartige, heftige Schmerzen durch krampfartiges Zusammenziehen eines Hohlorgans wie z. B. Darm, Gallenblase oder Harnleiter.

Krampf: Schmerzhafte, unwillkürliche Zusammenziehung eines Muskels.

Krupp: Entzündungskrankheit von Kehlkopf und Luftröhre, im allgemeinen bei Kindern, mit Kehlkopfkrämpfen, zunehmender Atemnot und schwierigem, geräuschvollem Atmen (**sofort den Arzt rufen!**).

Lymphknoten: Die zahlreichen in das Lymphgefäßsystem eingeschalteten, linsen- bis kirschgroßen Organe, die u. a. körperfremde Teilchen (Krankheitserreger) aus dem Körper herausfiltern; sie können oft im Nacken, unter den Achseln, in der Leistengegend etc. gefühlt werden, besonders wenn sie durch Krankheit vergrößert sind.

Mandeln: Rechts und links der Zungenwurzel liegende kleine Lymphknoten; schützen den Rachen, sind aber auch selbst anfällig für Entzündungen.

Masern: Akute, von einem Virus ausgelöste Infektionskrankheit, gekennzeichnet durch Fieber, Hautausschlag und Schleimhautentzündung.

Modalitäten: Faktoren, die Symptome verbessern oder verschlimmern.

Mumps: Akute Virusinfektion der Ohrspeicheldrüse, die eine Schwellung von Gesicht und Nacken verursacht und gelegentlich andere Organe in Mitleidenschaft zieht.

Nesselausschlag: Weiße oder rote erhobene Stellen, Quaddeln, mit denen starkes Jucken einhergeht.

Neuralgie: Erkrankung der Nerven (oft in Kopf und Nacken), die einen starken Schmerz im Verbreitungsgebiet des betroffenen Nervs verursacht.

Ödem: Anomale Ansammlung von Flüssigkeit im Gewebe, bei der oft eine Delle zurückbleibt, wenn man mit dem Finger leichten Druck ausübt.

Parese: Teilweise Lähmung oder Schwäche von Muskeln.

Psychische Symptome: Symptome, die sich auf den psychischen Zustand des Betreffenden beziehen, seine Stimmung, seine Vorstellungen und seine Denkweise.

Rheumatische Schmerzen: Schmerzen in Gelenken und Muskeln, schlimmer in Kälte und Feuchtigkeit.

Rheumatisches Fieber: Akute, fieberhafte Erkrankung mit Schmerzen und Entzündung in den Gelenken; kann das Herz beeinträchtigen.

Scharlach: Akute Infektionskrankheit, deren Kennzeichen Fieber und ein rotfleckiger Ausschlag sind, nach dem die Haut sich schuppen oder schälen kann.

Schock: Plötzlicher und verwirrender geistiger oder körperlicher Eindruck; auch ein Kollaps, dessen Kennzeichen blasse, kalte, schwitzige Haut, ein schneller, schwacher Puls, Ohnmacht, Benommenheit und Übelkeit sind.

Sehnen: Straffes, nur wenig dehnbares Bündel paralleler Bindegewebsfasern, das Muskeln mit Knochen oder anderen Anheftungsstellen verbindet.

Sekrete: Von Zellen produzierte Substanzen, die zur Verwendung in anderen Körperbereichen abgesondert werden.

Septisch: Verwesend aufgrund des Vorhandenseins pathogener (krankheitserzeugender) Bakterien oder Pilze.

Speichel: Absonderung der im Mund befindlichen Speicheldrüsen zu Verdauungszwecken.

Steifer Hals: Einseitiger Krampf der Hals- und Nackenmuskeln mit dadurch bedingter Schief- und Seitwärtsdrehung des Kopfes.

Stressor: Faktor, der Streß auslöst.

Stupor: Benommener, schläfriger, dumpfer und hilfloser Zustand geistigkörperlicher Erstarrung.

Symptome: Wahrgenommene Veränderungen oder behindertes Funktionieren von Körper und Geist, die das Vorhandensein einer Krankheit oder einer Verletzung anzeigen; das, worüber der Patient sich beklagt.

Trigeminusnerv: Nerv, der sich dreiteilt und Unterkiefer, Oberkiefer und den Augen-Stirn-Bereich versorgt.

Unterkieferdrüse: Speicheldrüse unter dem Unterkiefer.

Windpocken: Akute, durch einen Virus hervorgerufene Infektionskrankheit mit Unwohlsein, Fieber und charakteristischem Ausschlag (rote erhöhte Bläschen, die verkrusten und in Massen auftreten).

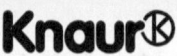

ALTERNATIV HEILEN

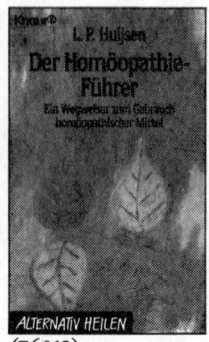

L. P. Huijsen
Der Homöopathie-Führer
Ein Wegweiser zum Gebrauch homöopathischer Mittel

ALTERNATIV HEILEN

(76012)

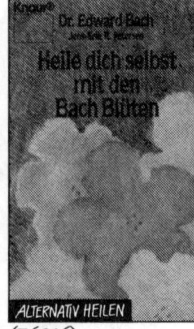

Dr. Edward Bach
Heile dich selbst mit den Bach Blüten

ALTERNATIV HEILEN

(76016)

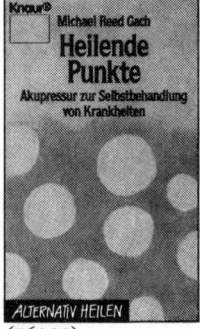

Michael Reed Gach
Heilende Punkte
Akupressur zur Selbstbehandlung von Krankheiten

ALTERNATIV HEILEN

(76002)

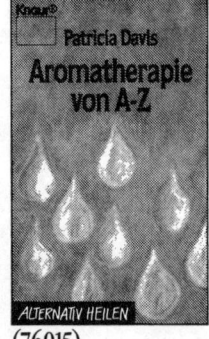

Patricia Davis
Aromatherapie von A-Z

ALTERNATIV HEILEN

(76015)

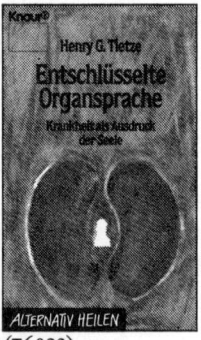

Henry G. Tietze
Entschlüsselte Organsprache
Krankheit als Ausdruck der Seele

ALTERNATIV HEILEN

(76023)

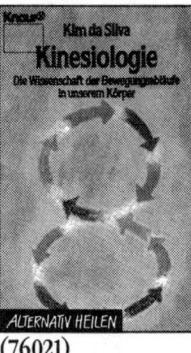

Kim da Silva
Kinesiologie
Die Wissenschaft der Bewegungsabläufe in unserem Körper

ALTERNATIV HEILEN

(76021)